お医者さんがする

大麻とCBDの話

正高佑志
Yuji Masataka

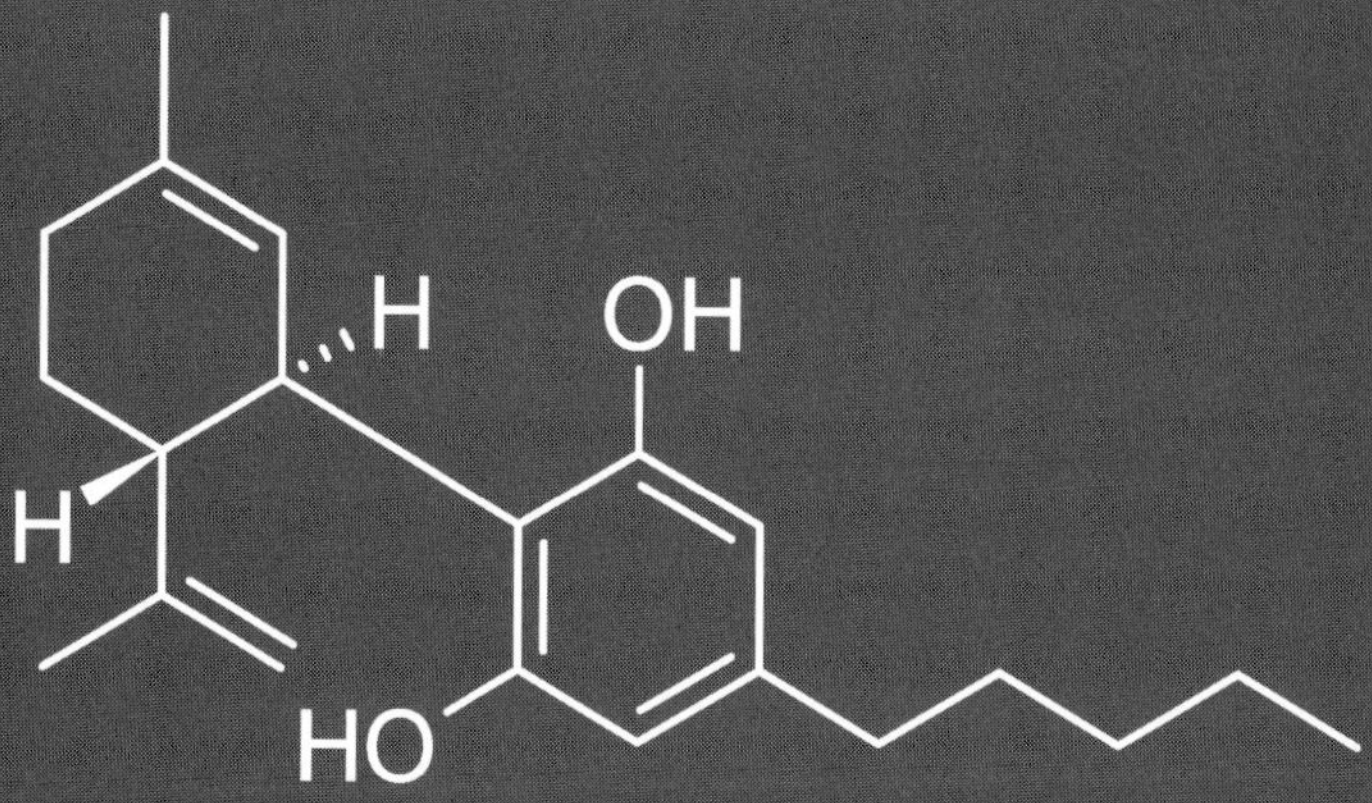

はじめに

貴方がこの本を手にとってくれたのが西暦何年で、日本の大麻を巡る状況がどうなっているのか、私にはわかりません。そして貴方がこの本を手に取った理由も。貴方は大麻草という植物の魅力に気がついたのかもしれないし、ＣＢＤというサプリメントに出逢ったのかもしれない。もしかすると貴方の大切な人が逮捕されてしまったのかもしれません。

この本は大麻が危険ではないということ、役に立つということ、大麻で逮捕するのは誰の事も幸せにしないということ、そして大麻取締法は改正が必要だということをわかりやすく説明するために書かれました。

私は１９８５年に京都に生まれ、熊本大学の医学部を卒業し医師として働いています。２０１７年、熊本大学脳神経内科で勤務している頃に Green Zone Japan という一般社団法人を設立し、医療大麻に関する啓発活動を始めました。大麻に関する論文をベースに作成した記事や動画を配信しています。

こういう珍しい活動をしているとよく理由をきかれるので、そこから話を始めましょう。

2016年10月、私はフリーランスの内科医として働いていたのですが、縁があってアメリカで大麻を合法的に使う医療ツーリズムに同行することになったのです。その時に出会ったのが金森《かなもり》潤熙《じゅんき》さんでした。

彼は30代の頃に急性散在性脳脊髄炎《せきずいえん》（ADEM）という自分の神経を免疫細胞が攻撃する珍しい病気にかかってしまいました。大学病院の集中治療室で2週間生死の境を彷徨《さまよ》って、なんとか一命を取り留めましたが、目が覚めたときには、指一本も動かせないという状態だったそうです。そこから5年間、リハビリを重ねましたが脊髄に障がいが残り、彼の両足は突っ張ったままでした。病院で処方される薬は効果が乏《とぼ》しく、様々な代替医療を試しているときに効果を感じたのが大麻から作られたサプリメント、CBDオイルでした。調べたところカリフォルニア州なら本当の医療大麻、つまりTHCが入ったものを合法的に使えると知り、我々はサンフランシスコに渡りました。そして現地で大麻を使用すると、足の筋肉の緊張が緩んで歩きやすくなったのです。しかも、日本だとしっかり歩いた夜は、足の筋肉がけいれんし痛くて眠れないのですが、医療大麻を使っている間はけいれんがなく、ぐっすり眠れて翌日もまたリハビリを頑張ることができる。おかげで彼の歩行距離や速度は日に日に伸びていきました。この経験を通じて、私は医療大麻の可能性を目の当たりにしたのです。調べてみると、彼が使っていたものと同じような大麻製剤はサティベックスという名前で30カ国で販売され、お医者さんが処方していることを知りました。

そして現地でのもう一つ大きな出会いがジェフェリー・ヘルゲンラザー先生でした。

カリフォルニア州では1996年から医療大麻が使えるようになっていますが、彼は当時から許可証を発行している古参の医療大麻専門医です。彼のクリニックにはこれまでのカルテが3000冊あり、私が見学に伺った日も脳に悪性黒色腫（ほくろのがん）が転移しているのに、大麻治療だけでもう何年も元気に暮らしている患者さんが診察を受けに来ていました。

どうも大麻に関する日本の常識と違うことが起きていると気がついたその日、日本では高樹沙耶《たかぎさや》さんが逮捕されたのです。

2016年当時、テレビでは医療大麻を肯定する意見は皆無でした。カリフォルニアから日本の報道を眺めた私は改めて、日本語と英語の間の大麻に関する情報格差を感じました。日本に帰国した後、私は科学論文を読み、学んだ内容を一つずつSNSで報告し始め、三木直子さんと出会い、Green Zone Japan を設立しました。翻訳家であり海外事情に精通した彼女と、医師である私の長所を活かして独自の活動を展開しています。

本書は私のこれまでの4年間の活動で学んだことをまとめたものです。なるべくわかりやすく説明したつもりですが、4~6章に関しては、やや専門的で冗長に感じるかもしれませんので、読み飛ばして頂いても構いません。執筆においては科学的知見を重視し、なるべく正確で賞味期限の長い言葉を紡ごうと努めてはいますが、おそらくいくつかの誤りを含むでしょう。知識は常に更新されていきます。これは、現時点における私の自己ベストです。どうぞお楽しみください。

お医者さんがする大麻とCBDの話　目次

❶章　大麻は本当に危険なのか？

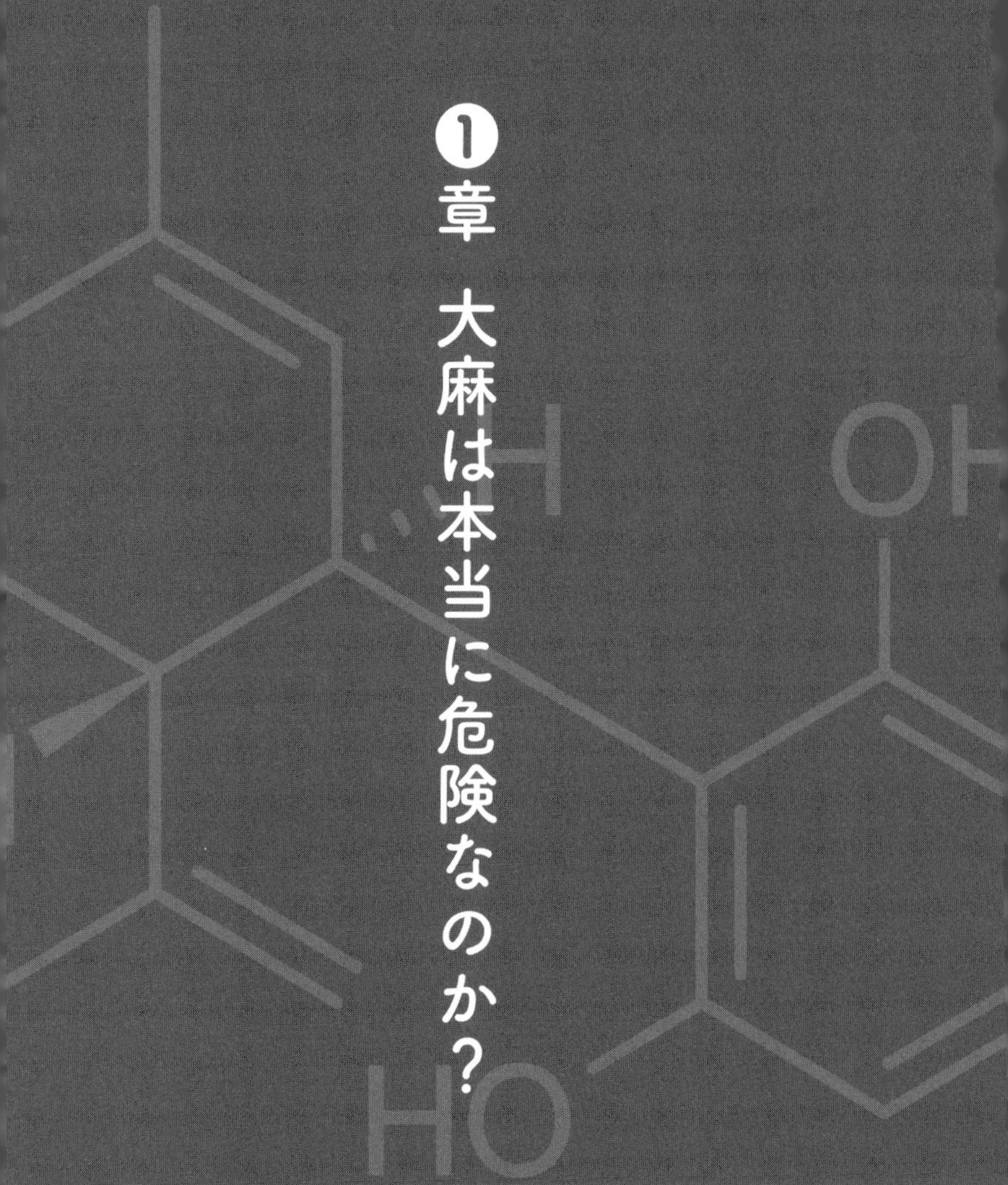

大麻は植物

突然ですが、皆さんは〝大麻〟と聞いたときに、どのような言葉を連想しますか？

多くの人の脳裏には〝逮捕〟という単語がよぎるのではないかと思います。日本でも逮捕者は増え続け、2020年には年間4000人を突破しました。実際の大麻を見たことがない人にとって、大麻というのは遠い世界からやってきた危険なドラッグというイメージでしょう。しかし実は、大麻というのは植物の名前です。大麻草（学名：カンナビス・サティバ）は南アジア原産の一年草で、雑草として世界中に自生しています。北海道では毎年、自生大麻が夏前に駆除されています。今日ではすっかり〝悪役〟に仕立て上げられてしまった大麻草ですが、終戦までは日本でも栽培が推奨されていました。全国各地に、〝麻〟という文字を冠する地名が多くありますが、これはかつて大麻が栽培されていた名残です。大麻草の成長は非常に速く、3～4カ月で2・5メートル程の高さに達し、またその茎は天に向かって真っ直ぐに伸びます。そのため丈夫で良質な繊維がとれるのです。実際に戦争中のロープは大麻草から作られていましたし、天皇陛下が即位する際に着る着物（あらたえ）も大麻から作られています。衣服以外にも、大麻繊維からは紙が作られます。19世紀の末、パルプからの製紙業が盛んになるまで、世界の紙のおよそ75～90％は大麻草から作られていたと言われており、アメリカの独立宣言の草稿も、大麻紙に書かれていました。種は食べることができ、たとえば皆さんが蕎麦やうどんに振りかける七味唐辛子の中に入っている麻の実は大麻の種です。

薬物・医薬品としての大麻

この大麻草という植物の花や葉には、テトラヒドロカンナビノール（Δ9－THC）という化合物が含まれています。このTHCに独特の精神作用があるため、大麻は嗜好品《しこうひん》として古くから世界中で用いられており、ドラッグとして規制されています。乾燥させた大麻の花穂《かすい》をタバコのように喫煙するのが一般的な使用法ですが、近年は電子タバコ（Vape）やチョコレートやクッキーに成分を含有させたものなど幅広いバリエーションが展開されています。

重要なのは、大麻が様々な成分の〝盛り合わせ〟だということです。覚せい剤やシン

大麻独自の化合物
（カンナビノイド）

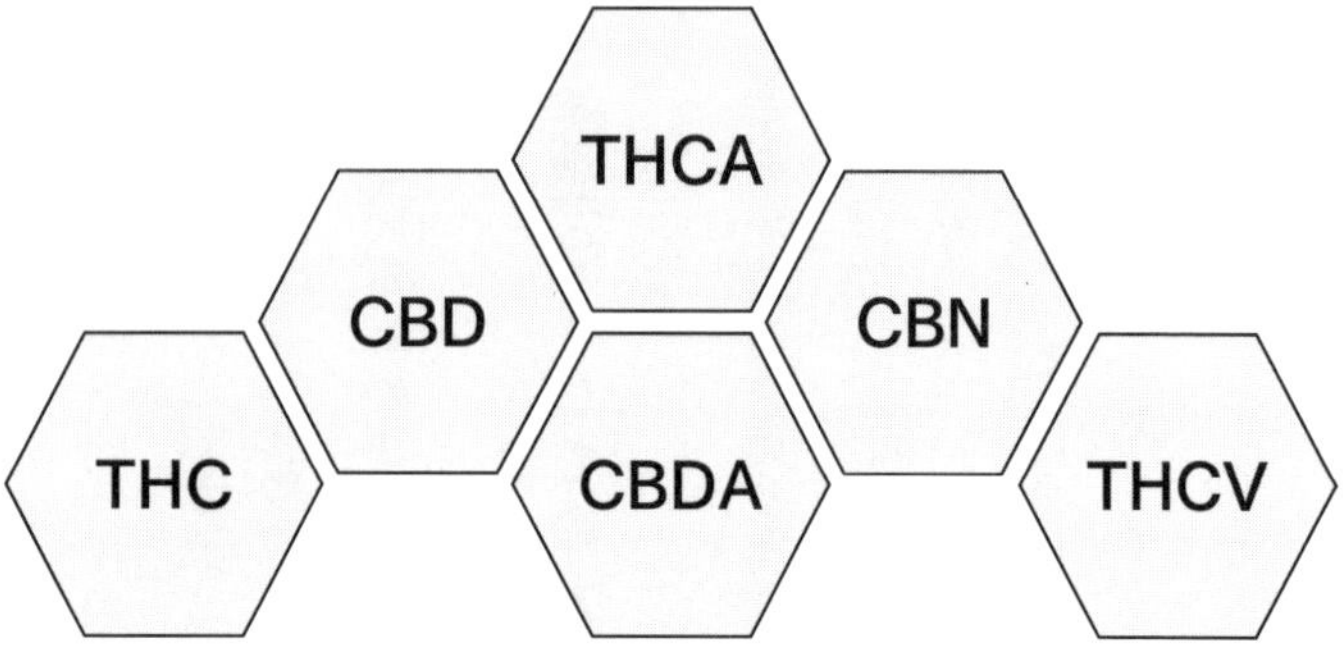

これらの化合物が100種類以上含まれており、
このうち精神作用があるのはTHCだとされている。

ナー、コカインなどはいずれも、精製して作られた単一の化合物です。一方で、大麻にはＴＨＣ以外にも、大麻にだけ含まれる独特の化合物が１００種類以上含まれており、それらはまとめてカンナビノイドと呼ばれています（英語で大麻のことをカンナビスというので、カンナビノイドなのです）。またそれ以外にも、テルペンと呼ばれる香気成分が含まれています。たとえば、レモンの香りの源であるリモネンや黒胡椒の香り成分であるβ－カリオフィレンなどが、大麻にも豊富に含まれます。大麻の精神作用や薬効は、ＴＨＣだけでなくこのような微量成分のハーモニーとしてもたらされているのです。これはカレーライスの味が、様々なスパイスの調合により完成するのと似ています。

またこれは漢方薬にも似ています。西洋医学の薬が単一の精製化合物であるのに対して、漢方薬は何種類もの植物に含まれる成分が合わさって薬効が立ち上がる仕組みになっています。実際に中国で書かれた最古の漢方薬草図鑑である『神農本草経《しんのうほんぞうきょう》』では大麻草の花穂は長期の使用でも副作用の恐れがない〝上品〟として記載されています。

大麻はお酒やタバコより安全

日本では厚生労働省や警察などの薬物取締を行う機関が、大麻と覚せい剤、危険ドラッグ（脱法ハーブ）などの違法薬物を全て一緒にし、〝ダメ。ゼッタイ。〟と言い続けてきました。そのため日本ではお医者さんですら、大麻と覚せい剤の区別がついていません。一度でも使用すると廃人になると考えられている大麻ですが、その安全性に関しては科学的な検証が行われていることをご存知でしょうか？

依存症や薬物問題を専門とする精神科医で、英国ブリストル大学の精神薬理学教授であったナット博士は、英国の違法薬物の法規制に納得していませんでした。

というのは、彼が患者さんと接して感じる薬物の危険度と、法規制がちぐはぐに感じられていたからです。〝違法なものは危険で、合法なものは安全〟という思い込みを脇に置いた、薬物の安全性についての評価が必要と感じた彼は薬物依存症の専門家を集め、薬物の有害性を複数の側面から点数化し比較しました。フィギュアスケートの採点のような感じですね。すると、合法であるお酒やタバコ、睡眠薬よりも違法である大麻やエクスタシー（MDMA）の方が安全であるという結果が得られました。[1] この研究を根拠に、博士は2009年〝エクスタシー（MDMA）は乗馬より害が少ない〟という持論を展開し内務大臣の逆鱗に触れ、イギリス政府の薬物乱用諮問委員会の会長をクビになります。これを〝科学に対する政治の介入〟として、委員会の同僚が抗議の意を込めて辞職し、ナット博士を中心に新たに〝薬物に関する独立評議会〟が結成され、この評議会は2010年に再び、薬物の有害性ランキングに関する調査結果を発表しました（左図）。[2]

前回の調査より更に多角的な視点から様々な薬物の有害性を総合評価したところ、不名誉な第1位に輝いたのはお酒でした。ちなみに大麻は8位で、お酒と大麻の比較では72vs20でお酒の方が3倍以上、害が大きいと結論されています。お酒と比べて大麻の方が安全という結果は今後、覆ることはないでしょう。

薬物の有害性ランキング
（薬物に関する独立評議会の調査を基に作成）

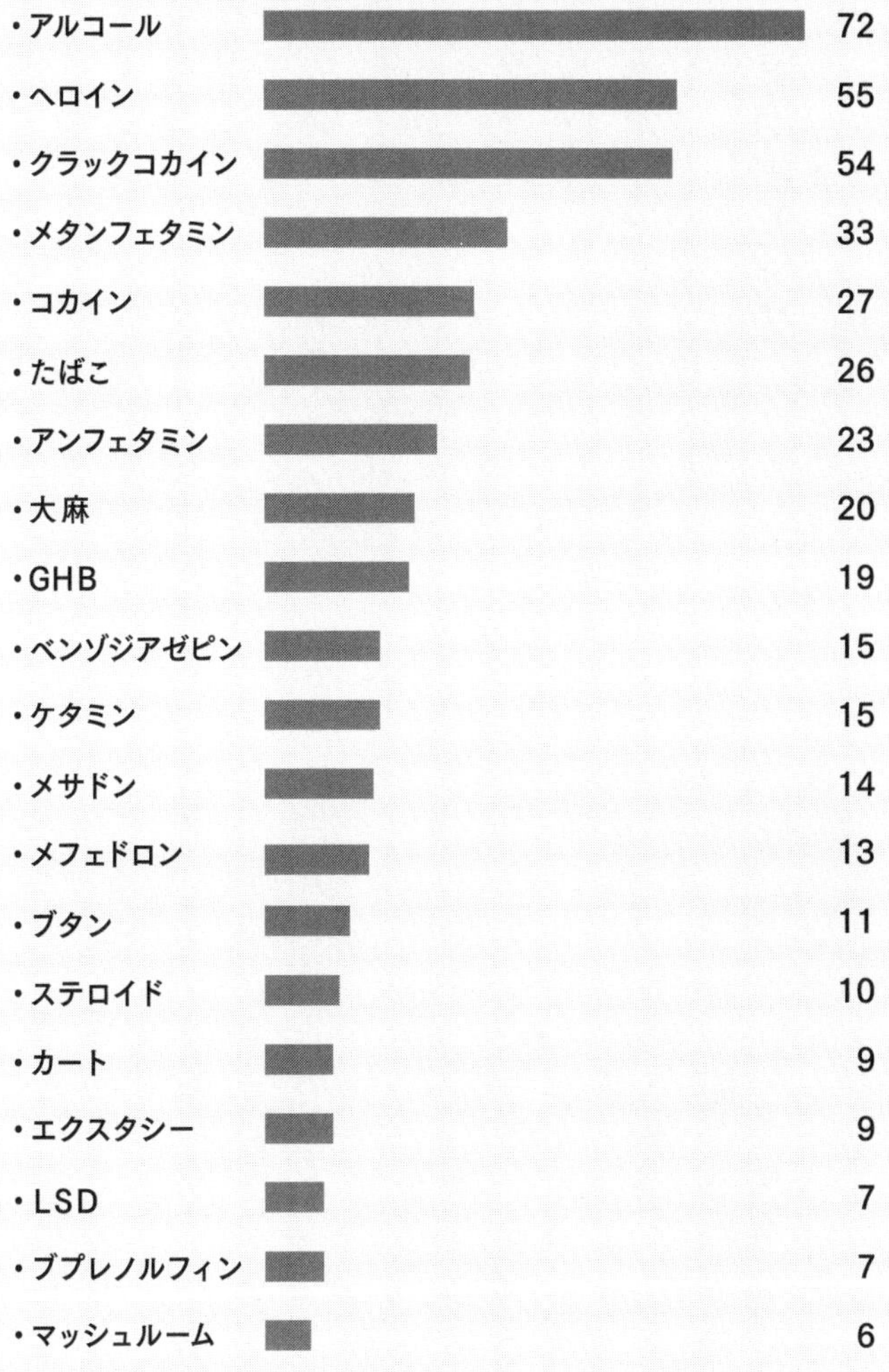

大麻使用者の顔を思い浮かべてみる

このようにデータを並べられてもピンと来ない方は、大麻で逮捕された有名人の顔を思い浮かべてもらえば、大麻がそれほど危険ではない事が直感的に理解頂けると思います。

例えば井上陽水さんの代表曲に、『夢の中へ』という曲があります。これは井上陽水さんが大麻取締法で家宅捜索を受けたときの歌ではないかと言われています。実際に1970年代に井上陽水さんは大麻取締法で逮捕されています。けれど今も元気に音楽活動を続けているわけです（『夢の中へ』は1973年の発表で、大麻取締法での逮捕は1976年です）。

他にも大麻で逮捕されている方には長渕剛さん。美川憲一さん。ビートルズのポール・マッカートニーも来日した際に逮捕されています。皆さん今でも活躍しています。

海外で進む非犯罪化

大麻が安全であるという事実が明らかになるにつれて、諸外国では大麻の〝非犯罪化〟

が進んでいます。非犯罪化とは、〝違法ではあるが逮捕・投獄などの対象にはならない軽犯罪として扱う〟ということです。

たとえば日本での未成年のタバコ喫煙は違法ですが、処罰は没収に留まっており、少年院に送られることはありません。他にも自転車の飲酒運転も、法律上は5年以下の懲役に該当しますが、実質的には非犯罪化されています。

非犯罪化の理由を一言で言うなら、逮捕しても誰のことも幸せにしないからです。仮に日本で、未成年喫煙を厳罰化することを考えてみましょう。するとタバコを吸う以外には特に問題行動のない生徒が、逮捕や退学といった処罰をきっかけに本格的な非行に走ることが予想されます。確かに未成年の喫煙には将来的に健康を害するという側面はありますが、厳罰化し逮捕、投獄することは本人にとっても、社会全体にとっても、メリットよりデメリットの方が大きいと考えられます。これは大麻でも同じです。1961年に国連で麻薬に関する単一条約が採択されたため、国連加盟国は大麻を違法としましたが、2020年時点でおよそ50カ国で非犯罪化されています。[3] 実は、非犯罪化が進んでいるのは大麻だけではありません。ポルトガルでは2001年にヘロインや覚せい剤などのすべての薬物の非犯罪化が実施され、結果として薬物の使用率は大幅に低下したことが報告されています。[4] ２０２０年秋には、合衆国のオレゴン州で同じく全ての薬物の非犯罪化が住民投票にて賛成多数で可決されました。隣のカリフォルニア州やワシントン州に影響が及ぶのに長い時間はかからないでしょう。

大麻の安全性についての本当の話

私は大麻の有害性を誇張するのはやめた方がいいと考えますが、大麻に全く問題がないと言いたいわけではありません。大麻の安全性に関する懸念に対してデータをもとに答えていきたいと思います。

①大麻は依存になるのか？

大麻に反対する人々が大麻依存症の危険性を訴える一方で、大麻に肯定的な人々からは大麻には依存性が無いという意見も聞こえてきます。これはどちらも偏った意見です。

依存とは、〝やめようと思ってもやめられない状態〟を指す言葉です。このうち薬物依存は身体依存と精神依存という二種類に分けて語られます。

身体依存とは、薬物を絶った時に離脱症状と呼ばれる身体症状を伴う依存です。アルコール依存症の方が、お酒を飲んでいないと手が震えるというのは離脱症状の一つです。

一方の精神依存とは、身体症状は伴わないけれど精神的な影響はある状態を指します。タバコが切れるとイライラするというのは精神依存症状です。

大麻には身体依存性はありませんが、精神依存性はあります。大麻がなくなると眠れないとか、逮捕されるリスクが高いにもかかわらずやめられないというのは精神依存と言って差し支えないでしょう。

・大麻依存の割合

2001～2005年にかけて合衆国で行われた大規模調査(次ページ図)では、初めて大麻を吸った人が依存状態になる確率は8・9%と考えられています(ちなみにタバコの場合は67・5%、お酒の場合は22・7%が最終的に依存状態に至ると結論されています)。[5]

使用量と依存状態になる確率
（アメリカ NESARC 調査を基に作成）

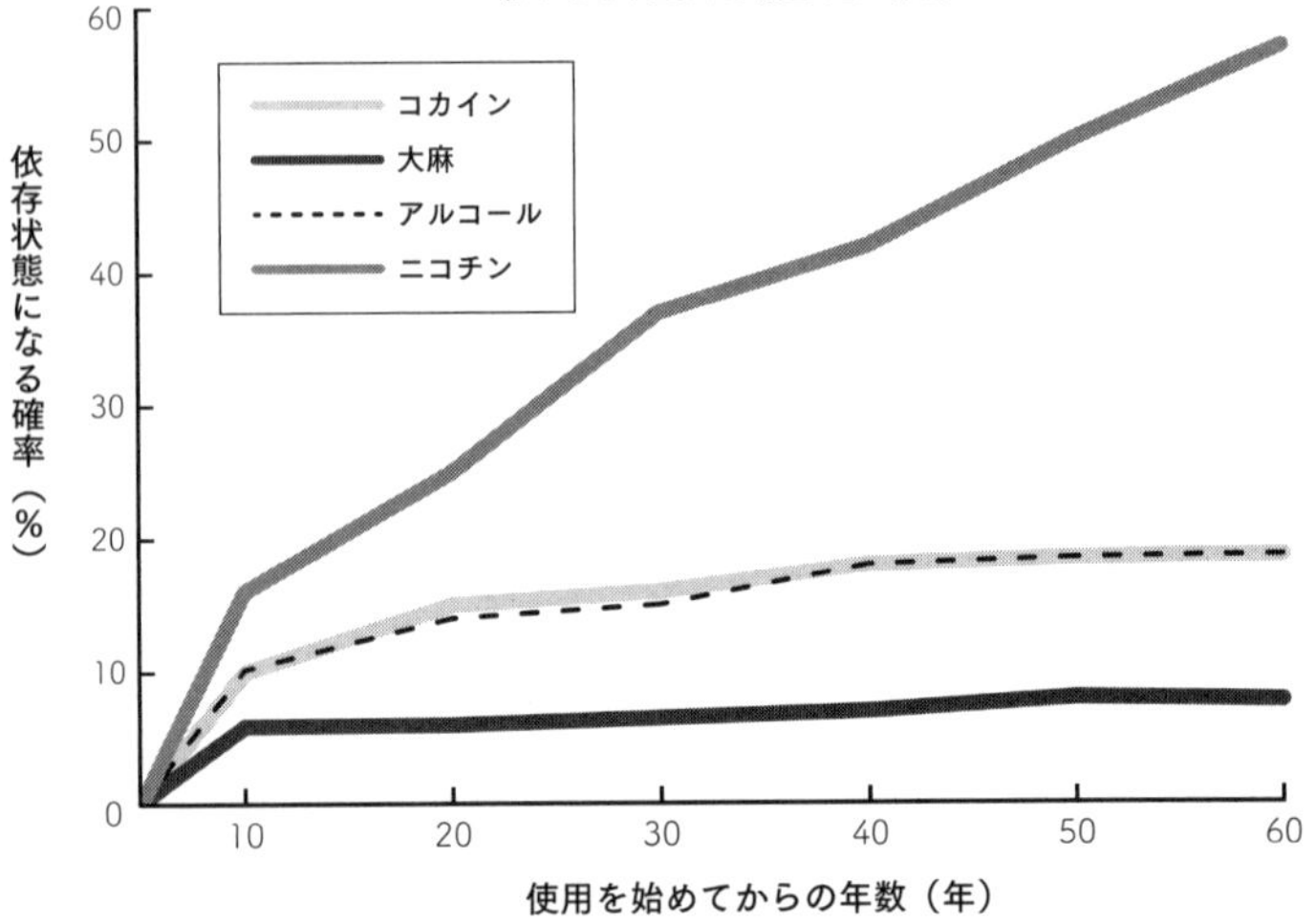

１９７０年代からニュージーランドで行われた疫学調査では、20代の頃、大麻依存症の定義を満たす割合は住民の４～10％（大麻使用者の９～20％）でした。

しかし加齢に伴い大麻を使用する人の数は徐々に低下していき40代での依存率は住民の１・４～２・１％に低下しています。つまり、歳を取るにつれて大麻依存の状態から抜け出す人が多いということです。[6]

・依存になるのは大麻のせいか？

そもそも、依存になる原因はどこにあるのでしょうか？　何の問題もない人が、薬物の快感にのめり込み依存症に陥ってしまうという、行政の薬物教育で語られるストーリーは事実を正確に表していません。

大麻の依存率を8・9％とした研究では、どのような人が依存に陥りやすいかも分析しており、所得が高い人ほど薬物の経験が多いにもかかわらず、依存症になる割合は低い事を示しています。また逆に、生涯未婚の人は依存症になりやすい傾向があることがわかりました。

つまり依存するほど大麻にハマるのは、孤独であったり、目を背けたい問題があるからではないかと考えられます。また依存の対象は薬物だけではありません。ギャンブル依存。買い物依存。セックス依存。ゲーム依存。依存体質の人は、仮に大麻をやめても他の何かに依存する可能性が極めて高いでしょう。極論ですが、何にも依存せずに生きていける人などいないのかもしれません。

・大麻に依存するデメリットは？

もしそうであるなら、依存の対象はなるべく害の少ないものであることが望ましいと言えます。タバコやお酒、ギャンブルと比べると大麻に関しては、逮捕される事以外にそれほど大きなデメリットが認められません。興味深いことに、アメリカ合衆国では大麻に対して寛容な州の方が大麻使用者は多いにもかかわらず、大麻依存症と診断される人の数が少ない事が明らかになっています。[7]

これは違法ではない地域では、そもそも止める必要がないため、やめたくてもやめられない状態というのが発生しにくいという事でしょう。

皆さんが気がつかないうちに依存症になっている物質に、コーヒーやエナジードリンクに含まれるカフェインがあります。重要な点はカフェインを長期間摂り続けても身体への害は少なく、また合法である事です。仮に明日からカフェインが違法になったら、〝カフェイン依存症〟という新しい病気の患者が大量に発生することは間違いありません。

仮に合法化されれば、大麻もカフェインのような扱いになるでしょう。

② 大麻は覚せい剤の入り口になるの？

〝大麻自体の有害性は小さくても、大麻はより有害な薬物（ハードドラッグ）使用のきっかけになる〟という考えはゲートウェイ仮説と呼ばれますが、多額の研究資金を投入して

覚せい剤・大麻・コカイン事件の摘発人数の推移（警察庁の調査を基に作成）

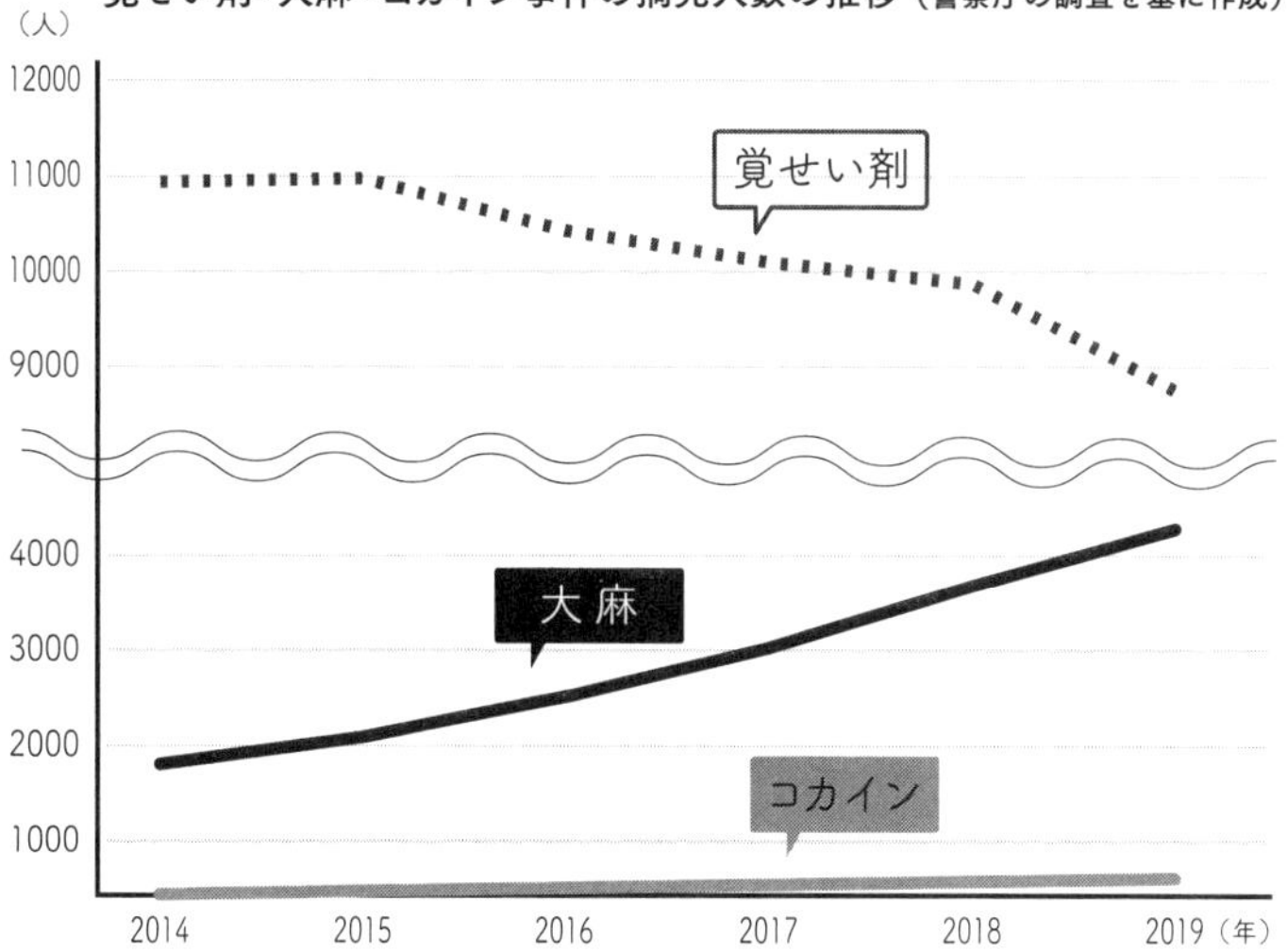

半世紀を経た今でも、この仮説を支持する決定的な科学的証拠は見つかっていません。

大麻の合法化が相次ぐ現在、この仮説を提唱した合衆国政府は、白旗をあげつつあります。アメリカの国立薬物乱用研究所（NIDA）のホームページには、大麻使用者の大半は、その他のハードドラッグの使用に進むことはないと明記されています。［8］

・ゲートウェイ仮説の矛盾

日本国内の状況を注視するだけでも、大麻が覚せい剤の入り口になるという仮説がおかしい事がわかります（上図）。日本での大麻関連での逮捕者数は年々増加し、過去5年間で2倍に増えています。これは大麻の使用者が増えていることを示唆しています。

もしも大麻が覚せい剤の入り口になるなら、大麻使用者の増加に伴い、覚せい剤使用者も増えて、それに伴い覚せい剤での逮捕者も増加するはずです。しかし現実には、覚せい剤での逮捕者数は低下の一途を辿っています。これは明らかな矛盾です。

・大麻取締法が大麻を覚せい剤の入り口にしている

とはいえ、一部の研究で大麻の使用がハードドラッグへの呼び水となる可能性を示唆するデータが示されているのもまた事実です。オーストラリアとニュージーランドでの疫学データを分析した研究では、17歳の時点で毎日大麻を使用していた群は、そうでない人に比べて、30歳までにその他の違法薬物に辿り着く割合が8倍高いと報告されています。[9]

このような人々がハードドラッグに辿り着きやすいのは、そもそも背景に問題を抱えており薬物に逃避したくなる状況にある事が考えられます。仮に大麻が存在しなくても、ハードドラッグに辿り着く可能性が高いでしょう。また大麻が違法である故に、流通の経路がその他の違法ドラッグと一緒になっている事が大麻をゲートウェイドラッグたらしめている可能性も指摘されています。つまり、大麻が合法化され、コンビニでお酒やタバコの隣で売られるようになれば、その他の違法ドラッグとは切り離され、ゲートウェイではなくなるのではないかという話です。大麻と覚せい剤をあえて混同させるような報道や教育、そして大麻取締法こそが、大麻をゲートウェイドラッグにしていると言えるでしょう。

③大麻は精神病を引き起こすの？

大麻が精神障害（大麻精神病）を引き起こすかどうかというのも、しばしば議論される話題です。これに関しては急性精神障害と慢性精神障害に分けて考えるべきです。

・急性大麻精神病＝バッドトリップ

大麻の使用に伴い、一過性の妄想が生じることはよく知られています。被害妄想などの悪いイメージがきっかけになりパニックになることもあり、これは業界用語では「バッドトリップ」と呼ばれています。

一般的には急性の妄想は大麻の作用が切れると自然と治ります。これは、お酒における悪酔いのようなものです。お酒で酔って嘔吐することを病気と考える人はいませんが、バッドトリップで嘔吐すると〝急性大麻精神病〟と診断されることになります。これは大麻が違法だからという側面が大きいでしょう。

・慢性大麻精神病＝統合失調症に似た慢性の精神症状

一方で大麻使用をきっかけに出現した統合失調症《とうごうしっちょうしょう》のような精神症状が、大麻の作用が切れた後も長期間続く慢性大麻精神病とでもいうべき病態が、一部の使用者には出現することが明らかになっています。

ニュージーランドの疫学調査の結果、人生の早い段階から大麻を使用している人の間では、後の人生で統合失調症のような精神障害が出現するリスクが1・5～2倍、高くなることが示されています。[10] イギリスの調査では大麻の使用者は非使用者と比較して、精神疾患《しっかん》を経験するリスクが2・6倍になると報告されています。しかしこの数字は他の薬物の健康被害と比較すると比較的小さな影響と言えます。たとえば、タバコを吸う人が吸わない人と比べて肺がんになる危険性は20倍です。[11]

その他に大麻と精神病の因果関係を考える上で大切なのが、過去30年の統合失調症の患者数です。この30年間で、イギリスにおける大麻の使用率は爆発的に上昇しましたが、統合失調症や精神病症状を呈《てい》する患者の数は減少しています。もし本当に大麻が精神病の原因になるのなら、合法化によって患者が増えるはずですが、そのような報告はありません。

2020年に日本の精神病院で行われた全国調査では、17名の慢性大麻精神病患者の存在が確認されましたが、従来言われていた、「早期からの大麻使用」「長期の使用」「精神疾患の家族歴」などの因子は、大麻精神病の発症とは関連がありませんでした。[12]

様々な調査の結果、これらの慢性精神病は、一部の遺伝的な脆弱性を持つ人々が早期に使用を開始した場合のみにリスクが高まると考えられています。統合失調症の診断を下された方や、家族に統合失調症患者がいる方に関しては、法律面とは別にこれらの精神への影響に対する配慮が必要です。

仮に大麻が一部の患者さんに精神疾患を引き起こすとしても、それは現在の厳罰を正当化する理由にはなりません。計算上、1件の発症を防ぐ為には、20歳から25歳の男性

5000人に大麻の使用をやめさせなければならないとされています。1件の精神疾患の発症予防のために、5000人を逮捕することのメリットとデメリットを考えると、これは政策としては優れているとは言えないでしょう。

④大麻の肺への影響は？

タバコが呼吸器に対して悪影響を与えることが明らかになっているため、大麻も同じように、肺への負担が大きいような印象を持たれています。しかし科学は大麻とタバコの間には大きな違いがあることを教えてくれます。

カリフォルニア大学サンフランシスコ校（UCSF）が1985年から20年、4都市で大麻とタバコの喫煙者、5115名を前向きに追跡した研究は、その規模や研究デザインから、大麻が肺機能に与える影響に関する研究の決定版と言えます。[13]

当初、研究者達はタバコほどではないにせよ、大麻の喫煙は肺機能を損なうと考えていました。しかし結果は予想外のものでした。次ページの図は、タバコと大麻をこれまでに吸ってきた喫煙量を横軸に、一秒率（喘息やCOPDで低下する値）を縦軸に取ったもの

大麻が肺機能に与える影響（UCSFによる調査を基に作成）

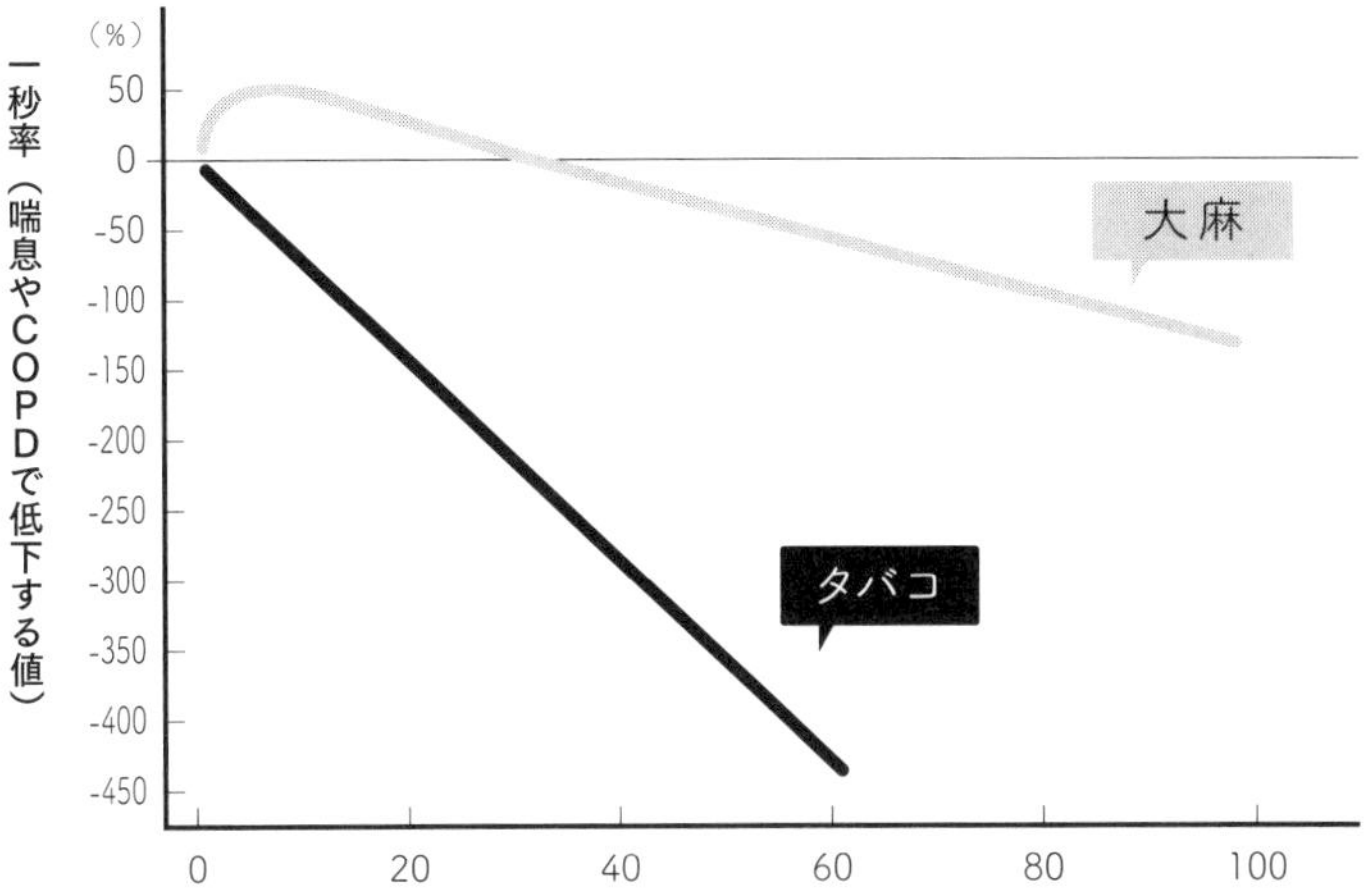

それまでの喫煙量（大麻：ジョイント・年　タバコ：箱・年）

です。黒がタバコの喫煙者の値で、吸えば吸うほど肺機能が悪化していることがわかります。一方、グレーが大麻の喫煙者です。

こちらは一定量までは、むしろ肺機能が改善し、その後緩やかに低下しています。吸い始める前と同じ値になるのは、およそ30ジョイント・年であり、これは365×30＝1万950本の大麻タバコを生涯で吸った時点ということになります。

また肺活量に関しても、タバコでは吸えば吸うほど低下しましたが、大麻では使用に比例して上昇することが示されました。

この結果を受けて、主任研究員のマーク・プレッチャーは、〝通常の大麻使用の範囲で肺機能が低下する心配はない〟とコメントしています。[14]

・大麻の呼吸器へのダメージとリスク

とはいえ、大麻は肺にとって全く無害ではありません。大麻の煙には、カンナビノイド以外にもタールなどの多くの刺激性化学物質が含まれます。大麻の喫煙者が咳、痰などの呼吸器関連症状を有する割合は、非喫煙者のおよそ2倍と考えられています。[15][16][17][18]

もともと気道に問題を抱える方は、原則的には喫煙での大麻摂取は避けるべきでしょう。厳しい法規制の中で行われた限定的なエビデンスからも、大麻の長期使用はCOPDなどの重篤な肺機能障害には繋がらない事が示されています。大規模な疫学調査の結果、予想に反して大麻が肺がんのリスクとならないことも知られています。[19]

これは大麻に含まれるTHCなどの成分の抗炎症作用や抗がん作用が、煙のもたらす有害性を上回るためではないかと考えられています。

⑤大麻は何が悪いの？

大麻のもたらす最大の問題は、教育や雇用、収入への影響ではないかと思われます。オーストラリアやニュージーランドの疫学調査の結果、15歳以下で大麻を使用し始めた人たちが高校を卒業する割合は、18歳まで大麻を使用しなかった人たちと比べて半分でした。また早期の大麻使用者は、大学へ進学しない傾向がありました。[20]

早期かつ多量の大麻使用と学歴低下の関係には、様々な可能性が考えられます。未成年の大麻使用は脳の発達に影響を与え、意欲や認知機能を低下させるのかもしれません。もしくは、早期に大麻に出会う種類の若者には、様々な社会的接点がもたらされ、そのことが非典型的な行動を促し、進学という選択を遠ざけるのかもしれません。

経済的には長期かつ慢性の大麻使用者は、非使用者と比較して、週あたり273NZドル収入が低いという結果が得られました。大麻の使用量や依存期間が長いほど、社会的な困窮度が高くなることが、ニュージーランドの調査で明らかになっています。[21]

しかしこれらの調査は全て、大麻が違法な状況下で行われたものです。この社会的影響のうち、どれくらいが大麻の精神作用の影響で、どれくらいが違法行為である影響なのかは、現時点では語ることはできません。

まとめると、大麻使用にまつわるリスクは

①10代の早期から使用開始
②使用頻度が高い
③依存している

のいずれかに当てはまる場合に限局し、主な影響は精神障害もしくは学業、雇用と就業、逮捕などの社会的なものと言えるでしょう。

フェイクニュースを流し、取締を続ける日本の捜査機関

このような科学的知見が蓄積されつつあるにもかかわらず、国内では大麻の取締が厳格化され逮捕者が増え続けています。また取締を行う機関が薬物教育を担っているため、そ

の内容は自分たちの取締を正当化するために科学的事実と矛盾したものとなっています。

例えば2018年に警視庁が発行した〝大麻を知ろう〟のインタビュー冊子の中で、京都府立洛南《らくなん》病院の副院長である川畑俊貴先生は「アルコールの依存症化率はアルコール常用者の0・9%ですが、大麻の依存症化率は10%」と述べ、大麻の方がお酒より依存性が高いと主張しています。しかし「お酒を常用する人のうち依存症になるのは0・9%だけ」という部分は間違いです。

確かに2013年に行われた日本の全国調査のなかに、アルコール依存症の有病率（生涯罹患《りかん》率）が0・9%という数字を見つけることができます。[22] しかし、これは成人の0・9%であって、アルコール常用者の0・9%ではありません。2012年に行われた国民調査では、成人の19・7%がアルコール常用者と報告されていますので、お酒を飲む人の5%がアルコール依存症というのがこの数字の正しい解釈です。[23]

問題はこれだけではありません。

今度は「大麻の依存症化率は10%」の根拠を見ていくと、アメリカ国立薬物乱用研究所（NIDA）ウェブサイトに大麻使用者の9%が依存症になる恐れがあると書かれています。しかし根拠となる論文を読むと、大麻使用者の8・9%が依存症になるという数字の隣には、アルコール使用者の22・7％が依存症になると記載されています。[24]
つまり、警視庁と川畑先生は大麻がお酒より危険という主張を補強するために、大麻に関しては危険性を最も高く見積もった結果を引用する一方で、お酒に関しては同じ条件での23％という数字を引用せず、代わりに0・9％という手に入る限り最も小さな数字を引っ張り出してきているのです。
これは科学的な態度ではありません。
このパンフレットの続編である京都大学薬学研究科の金子周司教授のインタビューは、誇張を超えてねつ造の域に達していますので一問一答形式で反論していきます。[25]

①大麻の引き起こすのは幻覚で、「感動しやすくなる」「色が綺麗にみえる」「食べたものがおいしくなる」などの作用を示す

幻覚とは「現実には存在しない対象を知覚する現象」と定義されています。大麻が引き起こす五感の変化に関しては、強いて言うなら「錯覚」という表現がふさわしいでしょう。

大麻以外に「錯覚」を引き起こすものの代表に恋愛があります。恋をすると景色が輝いてみえるという体験は、誰にでも一度はあるのではないでしょうか？

大麻草が幻覚様の症状を引き起こすという報告はありますが、その大半は元々統合失調症に罹患しているなど体質的に脆弱《ぜいじゃく》性が認められるケースであり、健康者では極めて珍しいようです。また大麻草でなく単離されたＴＨＣの摂取後がほとんどです。[26]

②長期間使用すると海馬が萎縮します

１９７１年に大麻の使用で脳の一部が萎縮するという報告がなされましたが、その後の研究で誤りであったと反証されています。

２０１６年の報告によると、大麻のヘビーユーザーでは海馬《かいば》の体積は10％の縮小が認められましたが使用を中止したところ、海馬の体積は回復しました。２０１８年の双子のデータベースを用いた研究では、大麻の使用と脳の体積に明らかな関連は無かったと報告されています。さらに近年の研究ではむしろ、大麻は神経細胞を保護する可能性も指摘されています。[27][28][29][30][31]

③一回で依存症になります

なりません。アルコールと関連障害についての全国疫学調査（NESARC）という米国で行われた大規模調査の結果、大麻を初めて吸った人が依存症になる確率は1年後で2％、10年で5・9％、生涯依存率は8・9％でした。依存になるまでにかかる時間は平均5年でした。

これはつまり大麻使用者の90％以上は一生、依存にならないということです。

④薬としての大麻の研究は既に終わっている

そのような根拠はありません。近年、医療大麻に関する研究論文の数は爆発的に増えています。

2020年だけで大麻についての科学論文は2940本発表されています。2017年までに研究が積極的に行われている領域は、HIV・AIDS（261本）、慢性痛（179本）、多発性硬化症（118本）、嘔気《おうき》・嘔吐（108本）、てんかん（88本）など

で、2000年以降、医療大麻関連の論文数は9倍になっています。〔32〕

⑤今更「大麻の有効性を発見した」なんていうのはウソつけって話

これらの論文は全て査読を経ています。つまり専門家が評価し、問題のないものだけが掲載されるということです。そのような科学的な研究を土台に、2020年には国連麻薬委員会は多数決で医療大麻を正式に認める判断を下しました。

嘘をついているのはどちらでしょうか？

⑥大麻は対処療法で他に優れた鎮痛薬や抗不安薬があるから必要ない

この瞬間も耐えがたい痛みに苦しんでいる患者さんがたくさんいます。大麻草は、従来の鎮痛薬とは全く異なるメカニズムで効果を発揮し、一部の患者さんには劇的な効用を示します。医療用麻薬は医療使用が可能なのに、それより安全な大麻が医療使用も禁止されているのは制度上の矛盾です。

⑦食欲を増やす薬は他にありますから大麻は必要ありません

少量のステロイドや六君子湯《リックンシトウ》などの漢方薬が処方されることがありますが効果は乏しく、食欲を増やす薬の選択肢は少ないと言えます。大麻が食欲低下を改善することや、抗がん剤によって引き起こされる吐き気や食欲不振を和らげてくれることは研究の結果明らかになっています。[33][34]

⑧THCとCB1が結合すると絶対にうまくいかないという結論が出ている

THCを単離した製剤では精神症状が問題となることがありますが、これはCBDなどの他のカンナビノイドとの併用で軽減されることが判明しています。実際にTHCとCBDを1：1で含む大麻草由来のサティベックスという製剤が世界30カ国で販売されていますが、市販後の大規模調査でも安全性は問題になっていません。[35]

⑨化学合成したものの方がシンプルでコントロールしやすく、天然物は複雑で危ない

天然物も医療で広く使用されており、たとえば漢方薬は全て天然物です。これは科学ではなく個人の信条、信仰であり科学的議論の場に持ち込むべきではありません。

⑩CBDには依存性はないけれど副作用が強い。仕方なく使っている

CBDは世界中で食品、サプリメントとして流通するだけでなく、エピディオレックスという商標名で欧米諸国でてんかん患者に処方可能となっています。大規模な研究の結果、重篤な副作用は認められませんでした。

アメリカの麻薬取締局は2020年にエピディオレックスを乱用薬物の分類から除外しました。これは日本で広く処方されているベンゾジアゼピン系の睡眠薬より安全性が高いという評価になります。

⑪危険ドラッグで事故が起きた

そもそも、危険ドラッグと大麻は別物です。危険ドラッグとは「法規制を避けるため

にデザインされた、違法薬物に似た合成薬物の総称」であり、合成カンナビノイド系、覚せい剤系、オピオイド系、幻覚剤系、麻酔系など、あらゆる種類の化学物質を含みます。大麻に関しては、既に合法化されたコロラド州とワシントン州では合法化前後での死亡事故件数の増加が指摘されていますが、これは他州と比較すると、統計学的に有意な差ではないことがテキサス大学デルシートン医療センターの研究チームによって明らかにされています。[36]

⑫日本で大麻が合法化なんかされたら大変なことになりますよ。健康被害だけじゃない。事件事故が起きてもそれを罰することができなくなる。日本の社会秩序をめちゃくちゃにしていいんですか?

アメリカ西海岸のワシントン州では、2012年に嗜好大麻の合法化が行われていますが、合法化後にむしろ犯罪発生率は低下したと報告されています。[37][38]

カリフォルニア州でも2018年1月から、カナダも2018年の10月に大麻が合法化されていますが、その後、秩序が崩壊したという話をききません。ちなみに合法化しても

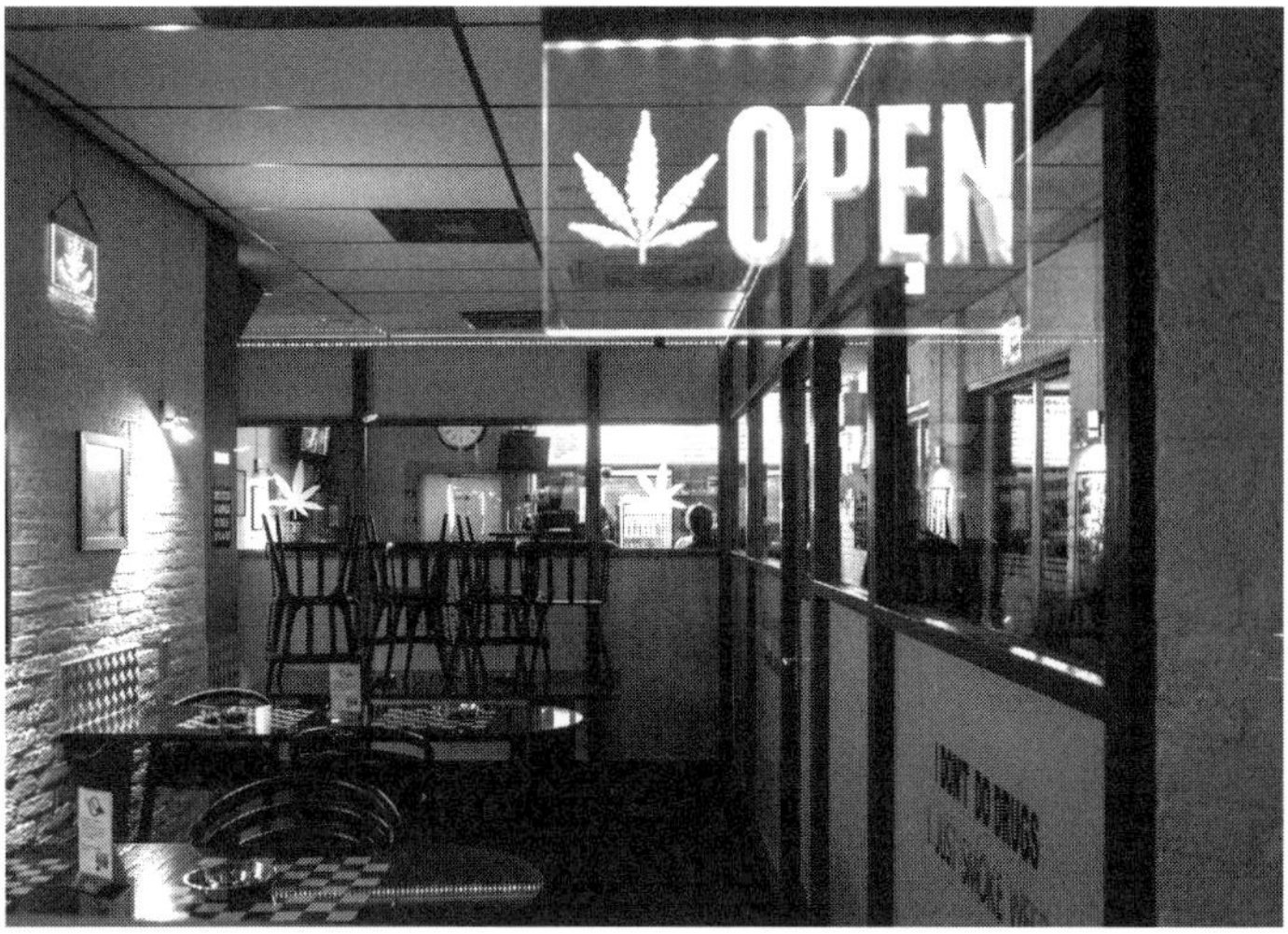

海外のディスペンサリーは、どれもクリーンなイメージがあります。

事件や事故が起きたら罰することはできます。アルコールは合法ですが、アルコールが原因の交通事故は罰せられています。

⑬アメリカは合法化されたからオープンに吸えると思ったら大間違い

カリフォルニア州では大麻に限らず、飲食店やホテル内は全面禁煙ですので、旅行者が喫煙できる場所は限られてきますが、個人宅などプライベートな場所ならば吸うことが許されます。

２０１８年１月１日から嗜好大麻も合法化されたカリフォルニア州では、大麻は極めてオープンに扱われています。上の写真は大麻を販売する専門店（ディスペンサリー）の一例です。
特にいかがわしい印象はなく、誰でも身分証一枚で安心して購入することができます。

⑭薬物は戦争やテロの資金として悪用されている

だからこそ政府が管理すべきということでカナダを筆頭に欧米諸国は合法化して課税する流れになっています。日本でも合法化すれば反社会勢力の資金源を絶つことに繋がるでしょう。

嘘の教育の弊害

国際的な流れからみると、日本でもそう遠くない未来に医療目的の大麻使用は合法化されるでしょう。しかし染み付いた悪いイメージは簡単には払拭できません。偽の情報で大麻への偏見を煽ることは、将来的な医療大麻へのアクセスを妨げ、助かる命が助からなくなる可能性があります。

また、大麻について公的機関が発信する情報が正確でない事を知った人達は、その他のハードドラッグに関する情報も信用しなくなります。警察や厚生労働省が、〝オオカミ少年〟になってしまうのです。

結果として、覚せい剤やヘロインなどのハードドラッグへの警戒心を逆に低下させていることが指摘されています。[39]

信頼を損なうのは薬物に関する情報だけではありません。大麻に関して誤った情報を意図的に流布している行政機関が発信するその他の情報に関しては信頼できるのだろうか？そのような疑心暗鬼に陥るのは当然と言えます。また、客観的なデータを提示するふりをして、自身の信条を補強するデータだけを都合良く切り貼りするやり方は、科学全体に対する信頼を損ないます。本来、サイエンスとは客観的な立場から物事を判断するための尺度であったはずですが、残念ながら正しく機能していると言えません。

❷章　禁止と合法化の歴史、世界の変化

大麻が安全であることを御理解いただくと、次に湧いてくる疑問は、「なぜ大麻は違法とされたのか？」というものです。世界に大麻規制を広めたのもアメリカ合衆国なら、解禁運動を牽引しているのもアメリカ合衆国です。大麻が違法となった経緯を理解するために、アメリカ合衆国の歴史を紐解きましょう。

アメリカでの大麻規制の起こり

合衆国でもかつては、大麻からとれる繊維は生活に欠かせないものでした。アメリカ合衆国の歴史の初期、入植者には大麻の栽培を義務付ける法律が存在し、アメリカ建国の父であるジョージ・ワシントンも自ら大麻栽培に携わっていたことが知られています。また19世紀にはアイルランド人医師であるウィリアム・オショネシーがインドでの大麻の医療利用の知識をイギリスに持ち込み、これがアメリカ合衆国にも伝えられ重用されていました。

実はアメリカ合衆国で、違法薬物として先に禁止されたのはお酒であったことをご存知でしょうか？

アメリカ合衆国は移民の国ですが、1620年にメイフラワー号に乗り大規模入植した人達の多くは、清教徒（ピューリタン）と呼ばれるプロテスタントの一派でした。ピューリタンというのは潔白や正直を意味しています。そのようなキリスト教の教義に忠実に生きようとする人達が中心となって、初期のアメリカ合衆国は建国されたのです。真面目な彼らにとって、お酒は人間を堕落させ労働意欲を失わせ、家庭を破壊するものというネガティブな印象があったようです。1658年には既にマサチューセッツ州では度数の高いお酒は違法とされています。

それから月日は流れ、イギリス以外のヨーロッパ諸国からも続々と移民がやってくるようになります。19世紀に最も多く入植したのがドイツ系移民でした。

新大陸に移住した人たちは、何かしらの稼業を始める必要がありますね。彼等が得意としたのは、ビールをはじめとするアルコールの製造でした。今日にも続く、バドワイザーやクワーズなどの大手ビール会社は、19世紀中頃にドイツ系移民によって設立されています。こうしてアルコール産業が盛んになることの反動として、1840年代から〝お酒を法律で禁止しよう！〟という動きもまた盛り上がり、1869年には禁酒党という政党まで出来ます。

禁酒に賛同する人はＤｒｙ、反対する人はＷｅｔと呼ばれ、双方の勢力は長らく拮抗《きっこう》していたのですが、やがてこのバランスを破る世界史上の大事件が勃発します。第一次世界大戦（１９１４〜１９１８年）です。この戦争において、アメリカはドイツに宣戦布告し敵国として戦います。そうすると「ビール＝ドイツ＝悪」というイメージが広まり、結果的に戦争中の１９１７年に禁酒法が連邦議会を通過し、１９２０年からアメリカ合衆国全土でアルコール飲料は禁止されることになったのです。

さて仮に明日から日本でお酒が違法になったら何百万人もの人々が、本気で怒り出すでしょう。当時のアメリカでも同じでした。この法律の評判はすこぶる悪く、仕事終わりの一杯を求めたデモが全国で行われるようになります。またお酒関連のビジネスはアンダーグラウンドに潜り続けられました。マフィアにとっての黄金時代の到来です。この動きを政府側も指をくわえて眺めていた訳ではありません。ＦＢＩは取り締まりの為の人員を大幅に増員し、徹底した反アルコール戦争を展開します。しかし、結局はアルコールを取り締まることのデメリットはメリットを上回ることを認め、禁酒法は１９３３年に撤廃されます。

この当時のアメリカというのは特殊な状況にありました。１９２９年、建国以来右肩上がりだったアメリカ経済を、突然の世界恐慌が襲います。それまで5％前後だった失業率は1933年には空前の20％超えを記録します。当時は社会保障など存在しませんし、失業は餓死に直結します。

そのような時世、FBIには2万人弱のアルコール捜査官がいたそうで、このままでは彼等の仕事はなくなってしまいます。ここで知恵を働かせたのが当時の禁酒局副官であり、禁酒法撤廃後に麻薬局の初代長官の座についたハリー・アンスリンガーです。

〝アルコールを取り締まることが出来ないなら、何か他のものを規制すれば雇用が守れるのではないか？〟そうして白羽の矢が立てられたのが、大麻草でした。

その頃、アメリカの白人層には大麻草を喫煙する文化はありませんでした。裕福な白人層はタバコを吸っていたのです。

大麻草は別名、〝マリファナ〟と呼ばれますが、これはメキシコ語で〝安タバコ〟を意味しています。当時、メキシコ以南からやってきた色の黒い移民や、奴隷だった黒人達がタバコの代用品として吸っていたのが大麻草＝マリファナだったのです（大麻規制を主導した件のアンスリンガーは、〝大麻を吸った黒人は白人男性の目を真っ直ぐに見るようになるし、白人の影を踏むことを恐れなくなる。しかも白人女性の事をイヤらしい目で見てくる〟という人種差別的な発言を残しています）。

この陰にはまた、産業的な思惑も働いていると考えられています。先述の通り、大麻の用途は広く、パルプや石油化学製品と同じような用途で用いることができます。1920年代以降、石油化学製品の出現に伴い台頭したデュポン社や製紙会社のキンバリー・クラーク社などにとって、大麻産業は競合相手でした。

ハリー・アンスリンガーを任命した財務長官のアンドリュー・W・メロンも、デュポン社の株主であった事が知られています。彼等と協力関係にあった当時の新聞王、ウィリアム・ハーストの尽力により、大麻に関するネガティブ・キャンペーンが積極的に行われ、『リーファー・マッドネス』などのプロパガンダ映画が制作されます。

このような情報戦の末に、アンスリンガーらは1937年、〝マリファナ課税法〟と呼ばれる法律を連邦法として成立させることに成功します。これによって、大麻には法外な税金がかかることになり実質的に違法とされます。これが合衆国における大麻の法規制の始まりです。

この法律ができるまで〝カンナビス〟を医薬品として使用しているお医者さん達は、〝マリファナ〟が〝カンナビス〟と同じものであることを知らなかったそうです。

これはおかしなことになったと、法規制に反対する人も出てきます。その筆頭が、当時のニューヨーク市長、フィオレロ・ヘンリー・ラガーディアです。

アメリカ史上最も偉大な市長と称される彼は、独自の調査委員会を設置し、ＦＢＩやメディアが騒ぎ立てている大麻草での問題が本当に発生しているかの調査を命じます。

１９３８年に調査団は〃政府が報告するような大麻草での問題は起きていない〃と報告しますがその翌年、アメリカは第二次世界大戦に巻き込まれてしまい、大麻法規制は反論や疑惑を生みながらもアメリカで定着することになります。

その後１９４５年に国連が組織され、アメリカ合衆国は中心的な地位を占めることになります。国連は１９６１年に麻薬に関する単一条約を採択し、加盟国は大麻をスケジュールⅣと呼ばれる〃有害性が高く、医薬品としての有用性がないもの〃として扱うようになったのです。

大麻合法化運動の始まり

第二次大戦後から、有色人種の大麻喫煙の習慣が白人層にも広がり始めます。ウィリアアム・バロウズ、ジャック・ケルアック、アレン・ギンズバーグなどのビートニクと呼ばれる作家達は、自身の大麻を含む薬物体験を書籍として発表しました。彼らの思想に影響を受けたカウンターカルチャーは黒人公民権運動と相まって社会の根幹を揺るがす社会運動へと進行します。

また1963年にボブ・ディランがヒットし、1964年にビートルズが上陸します。これらのアーティストは、従来の体制を批判し、公民権運動を支持し、公然と大麻やLSDなどのドラッグを使用し、その体験を歌にしました（ビートルズに大麻を教えたのはボブ・ディランだと言われています）。こうして大麻は白人層でも市民権を得ていきます。

この流れを決定的に加速させたのはベトナム戦争とヒッピー・ムーブメントでした。1965年から1973年の8年間で、870万人のアメリカの若者がベトナムに従軍します。戦地で極限のストレス下に置かれた米兵の間で、大麻は広く使用されるようになり、帰国後も使用を継続します。

またアメリカ本土では、反戦ムードの高まりと呼応しヒッピー・ムーブメントが広まります。反戦・平和の精神は、大麻の精神作用と深く関連していると考えられます。これらのムーブメントの影響で、1970年当時に若者だったアメリカ人の大半が、大麻に触れることになったのです。

ティモシー・リアリーの勝利とマリファナ課税法の撤廃

とはいえ大麻が違法であることに変わりはなく、おびただしい数の若者が大麻所持で逮捕される事になります。これに対する抗議運動が１９６０年代に始まります。「ＬＥＭＡＲ」という最初の合法化団体が結成され、大麻合法化運動はカウンターカルチャーの一部としての地位を固めていきます。そんな中で大麻規制に風穴を開けたのはハーバード大学の異色の研究者、ティモシー・リアリーでした。

ＬＳＤなどの幻覚系薬物研究の第一人者として知られる彼は１９６５年に大麻所持で逮捕され、懲役30年という宣告を受けます。この判決を巡った１９６９年の控訴審でティモシーは「マリファナ課税法という法律が合衆国憲法に違反しているため無効」という主張を展開し、なんと勝利、これによって１９３７年にできたマリファナ課税法は合衆国最高裁により無効とされるのです。

反動としての取締の強化

これで大麻が合法化されるかというと、そうは問屋が卸しませんでした。繰り返しになりますが、アメリカ合衆国というのは敬虔なキリスト教徒によって作られた国です。節制し、真面目に働くのが美徳とされ、髪の毛を伸ばし大麻を吸いながら楽器を弄《もてあそ》ぶというのは堕落な訳です。

ティモシーが裁判に勝利したまさにその年に、子ども世代の堕落を嘆く保守層の支持を受けて大統領に就任したのが、リチャード・ニクソンでした。

彼は〝法と秩序の回復〟をスローガンに掲げ、ヒッピー・ムーブメントと黒人の公民権運動を取り締まるために、1970年、〝薬物撲滅戦争〟の開始を宣言し、規制物質法（Controlled Substance Act）を制定します。規制の厳しさは、薬物の有害性よりも、社会的な重要性を基準に決められました。当時、広く使用されていた大麻とLSDやマジックマッシュルームなどのサイケデリックスはヘロインと並んで、最も厳しい規制のスケジュールⅠに分類されたのです。

この判断には、アメリカ医師会から反論があがります。前ペンシルバニア州知事レイモンド・シェーファーが委員長を務めた全米大麻・薬物乱用委員会（シェーファー委員会）は「大麻が原因の精神異常のケースはほとんどない」「大麻が各種犯罪を誘発したり、ヘロインなどの危険な麻薬の乱用を増やすという説には根拠が無い」と結論した報告書を1972年に提出しています。

しかし、ニクソン大統領はこの報告を無視しアメリカにおける大麻を含む薬物の取締は、より一層厳しいものとなります。

1971年、国連も新たに、覚せい剤、LSD、睡眠薬などの規制を含む〝向精神病薬に関する条約〟を批准します。今日の日本ではこの半世紀前の規制がそのまま生きていると言えるでしょう。

医療大麻合法化の動き

こうしてアメリカで大麻はより厳しい規制下に置かれることになりましたが、ユーザーの中には、自分の病気に対して大麻が効いていると気がつく人が出てきます。医療目的の使用を妨げるのは重大な人権侵害であるという立場から、医療大麻解放闘争が始まるのです。

その先駆けとなり、初の政府公認医療大麻患者に認定されたのが、ロバート・ランドール（1948〜2001年）でした。

学生時代から目の疲れやすさや視力の異常を自覚していた彼は、25歳時に若年性緑内《りょくない》障《しょう》と診断されます。その時点で病状は手術を行うには進行し過ぎていたそうです（大変に珍しい病気で、それまでに彼を診察した医師達は正しい診断にたどり着くことができなかったのです）。

処方された唯一の治療薬の効果は乏しく、3年から5年で失明するだろうと医師に宣告された1973年のある日、友人からもらった大麻を学生時代以来久しぶりに吸った彼は、一時的に見え方が回復していることに気がつきました。大麻に含まれるTHCには眼圧を低下させる作用があるのです。

これが自身を失明から救う唯一の手段と確信した彼は、主治医にも隠れて大麻を常用し、そのおかげで視力の回復を得ます。しかし問題は費用です。闇市場で高額な大麻を継続的に入手し続けることが困難であった彼は、自宅で栽培を始めましたが、1975年のある日、逮捕されてしまいます。

しかし、ランドールはここで諦めず、人道的見地から自らの大麻使用は正当防衛として認められるべきだと法廷で無罪を主張します。

検査の結果、実際に大麻の使用による眼圧の低下が確認され（そしてそれ以外の薬では彼の眼圧を低下させる事が不可能なことが示され）、彼は国家を相手に勝訴し、無罪を勝ち取ったのです。それだけではありません。ミシシッピ大学で栽培している研究用の大麻タバコを合法的に供給される約束を取り付けたのです。

政府としてはこの事実をなるべく公にしたくなかったのでしょうが、政治家のスピーチ原稿の作成を本職にするほど弁が立ったランドールは、それ以降の人生を自分が初の合法的医療大麻患者になったことの伝道に捧げるようになります。

その後、医療大麻合法化運動が盛り上がったのは１９９０年代のエイズ流行時でした。カリフォルニア州のゲイコミュニティで、エイズ患者のうち大麻を愛用している者の方が症状が軽く、進行が遅いことが経験的に知られるようになり彼らは医療大麻患者となりました。またその頃には、後述する医療大麻が作用するメカニズムが、科学的に明らかになります。

そのような動きを背景に、１９９６年、カリフォルニア州では医療大麻を合法化する州法が住民投票にて賛成多数で可決されました。

CBDの功績

その後、各州でもカリフォルニア州に続いて医療用大麻の合法化が徐々に進みますが、その流れを大きく進めたのが２０１３年のシャーロットがもたらしたＣＢＤオイル旋風でした（後述）。彼女の影響で、各州の住民投票で次々とＣＢＤが合法化されていきました。法改正を待てない患者さんは、既に合法化された州に移住するという現象が起きました。２０２０年12月で世界中のおよそ50の国と地域、アメリカの35州にて医療大麻は合法となっています。

加えて２０１４年にはＣＢＤに関してのアメリカ連邦法が改正されました。ＴＨＣが０・３％未満の大麻の品種に関しては、〝大麻〟ではなく〝ヘンプ〟として、別の植物として扱われる事になったのです。そして２０１８年末、ヘンプは規制薬物から除外されました。

これによりヘンプは、小麦やトウモロコシと同じ普通の農作物となり、自由に育てて州境・国境をまたいで商品を輸出できることになりました。実質的にはＣＢＤ製品の自由化です。この影響で２０１９年以後日本市場でのＣＢＤ製品の流通が活発になった印象があります。

非犯罪化から合法化へ

さらに医療使用だけでなく、嗜好品としての合法化も進みつつありますが、その背景には大麻がビジネスとして大きな可能性を有していることも関係しています。仮に非犯罪化されたとしても、依然として大麻の売買は違法です。そのため企業は嗜好品としての大麻ビジネスに参入することができませんし、政府も課税することができません。

この状況を改善するべく、2013年に南米の小国、ウルグアイが世界で初めて、国家として嗜好大麻を合法化しました。この政策を導入したのは、〝世界一貧しい大統領〟の異名を取るホセ・ムヒカです。この業績によってムヒカは2014年のノーベル平和賞にノミネートされています。[40]

大麻合法化というと、全ての規制を取っ払い野放しにするようなイメージを受けるかもしれませんが、実際には国主導で管理するという事です。

現在、タバコの流通が法律で管理され、課税されているのと同じように、大麻を扱うようになると考えると理解しやすいでしょう。

2021年5月時点で嗜好品としての大麻の合法化を行なっているのは、ウルグアイ、カナダ、アメリカの17州とワシントンDC、ジョージア（グルジア）、ルクセンブルクになります。なお合法化が実施された地域の一部では、過去の大麻所持での犯罪歴が削除されています。[41]

合法化のメリットと問題点

合法地域では大麻は今、経済の起爆剤になっています。

そもそもカリフォルニアが栄えたきっかけは、1948年に砂金が見つかったことでした。一攫千金を夢見た移住者が押し寄せた現象はゴールドラッシュと呼ばれています。今、カリフォルニアは大麻のおかげで、ゴールドラッシュ以来の好景気ということで、この現象は大麻の〝みどり〟にちなんで、グリーンラッシュと呼ばれているのです。

重要なのは、いまだ連邦法のせいで大企業は参入できないため個人起業家にチャンスが巡ってくる点です。これはまさにアメリカンドリームです。全米でいち早く2014年から嗜好大麻の販売を開始したコロラド州では、合法大麻による税収が5年間で1000億円を突破しました。[42] コロラド州の人口は兵庫県とほぼ同じであり、兵庫県における年間たばこ税の総額が52億円であることを考えるとかなりの金額です。

この税収の増加分をコロラド州は教育インフラの整備につぎ込んでおり、古くなった校舎の改修や地元大学生の奨学金として充てられています。[43]

2018年に国を挙げて合法化を行ったカナダでは、大麻企業も株式市場に上場が可能となりました。中でも、Paypal の創業者としても知られる大物投資家のピーター・ティール氏が出資した大麻医薬品企業、Tilray 社の株価は劇的な高値を記録し、2018年の同社のCEOの給与はテスラ・モーターズのイーロン・マスク氏に次ぐ世界2位であったことが注目を集めました。ちなみに世界3位がディズニーの社長で4位がアップルの社長でした。[44]

この流れにいち早く反応している日本人が、本田圭佑《ほんだけいすけ》選手です。彼は2019年にはカリフォルニアの大麻流通企業に出資している事が明らかになっています。[45]

国連がついに医療大麻を認める

このように各国で医療大麻の合法化や嗜好品としての非犯罪化、合法化を受けて、

2020年12月に歴史的な転換点が訪れました。国連麻薬委員会（CND）が、加盟国の投票の結果、1961年に制定された「麻薬に関する単一条約」の分類上での大麻の扱い見直しを決定したのです。

この改正で大麻はスケジュールⅣ〝危険性が高く医学的な価値がない薬物〟という分類から外れ、スケジュールⅠの〝医学的有用性は認められるが依存性が強く取り扱いに注意が必要な薬物〟という医療用麻薬と同じカテゴリーに位置することになりました。つまり医療大麻の価値が国連に認められたという事です。

大麻解禁に賛成した国、反対した国

今回の改正は麻薬委員会に参加している53カ国の投票による多数決で行われました（構成する国は任期4年で入れ替わります）。大麻の医学的有用性を認めることに関して賛成票、および反対票を投じた国々を左ページにまとめました。

国際条約上の扱いが変更されることで、日本国内での法律には影響があるのかという点について、私は2020年11月に厚労省監視指導麻薬対策課に非公式に確認を取りました。

国連麻薬委員会に参加している53カ国による投票結果（2020年12月2日）

賛成した国

オーストラリア、オーストリア、ベルギー、カナダ、コロンビア、クロアチア、チェコ、エクアドル、エルサルバドル、フランス、ドイツ、インド、イタリア、ジャマイカ、メキシコ、モロッコ、ネパール、オランダ、ポーランド、南アフリカ共和国、スペイン、スウェーデン、スイス、タイ、イギリス、米国、ウルグアイ

反対した国

アフガニスタン、アルジェリア、アンゴラ、バーレーン、ブラジル、ブルキナファソ、チリ、中国、コートジボアール、キューバ、エジプト、ハンガリー、イラク、カザフスタン、ケニア、キルギスタン、リビア、ナイジェリア、パキスタン、ペルー、ロシア、トーゴ、トルコ、トルクメニスタン、日本

※ウクライナは棄権

その際の回答は、各国が独自の裁量で国際条約より厳しい規制を取ることは禁止されていないというものでした。つまり、日本政府が今回の規制変更に対して、ただちに対応する可能性は低いと考えられます。

しかし一方で、今回の規制変更には米国も賛成票を投じています。連邦レベルでの大麻解禁はもはや、時間の問題と言えます。連邦法の改正がなされれば、日本へも大きな影響があるでしょう。

❸章

内因性カンナビノイドの発見とＣＢＤ革命

医療大麻の適応とDr．ミクリヤのリスト

医療大麻が有効な症状の幅は広く、一説には250種類もの病気に対して効果があると言われています。その根拠となる記録を集積し、カリフォルニアでの医療大麻合法化に貢献をしたのが〝医療大麻合法化の父〟ことトッド・ミクリヤ医師（1933～2007）です。

ミクリヤ（御厨）という姓が示す通り、日本人の父とドイツ人の母の間に生まれた彼は、第二次世界大戦の影響で激しい人種差別に晒されました。その経験が後に大麻規制に反対する反骨心の源になった、と彼は語っています。

1960年代、医師として国立精神病センターで、乱用薬物としての大麻の研究を行なっていた彼は、大麻は規制されるべきではないという確信を抱くようになります。そして1972年に『Marijuana Medical Papers 1839 - 1972』という書籍を出版し反旗を翻したのです。

1930年代の規制以前、大麻が医薬品として幅広く使用されていたという、「忘れら

れた歴史」を再発見したこの本は、その後のアメリカでの医療大麻合法化運動におけるバイブルとなりました。

1996年にカリフォルニア州は住民投票で医療大麻を合法化しますが、その際の適応範囲が「医療大麻を必要とする全ての疾患」という寛容な内容になったのは、系統的に記録を収集し、法案の作成に協力した彼の功績とされています。合法化の後も続く当局からの脅迫や嫌がらせに屈せず、ミクリヤは医療大麻専門の医師としての診療を続けました。

（彼の死後も、彼が設立した「Society of Cannabis Clinicians」という団体は、その志を引き継ぎ今日も活動しています。現在の代表が私に医療大麻について教えてくれたジェフェリー・ヘルゲンラザー先生です）

ミクリヤが発見した医療大麻が有効な可能性のある疾患一覧は、「Dr．ミクリヤのリスト」として今も引用され続け、このリストには次の表のような身近な病名が挙げられています。[46]

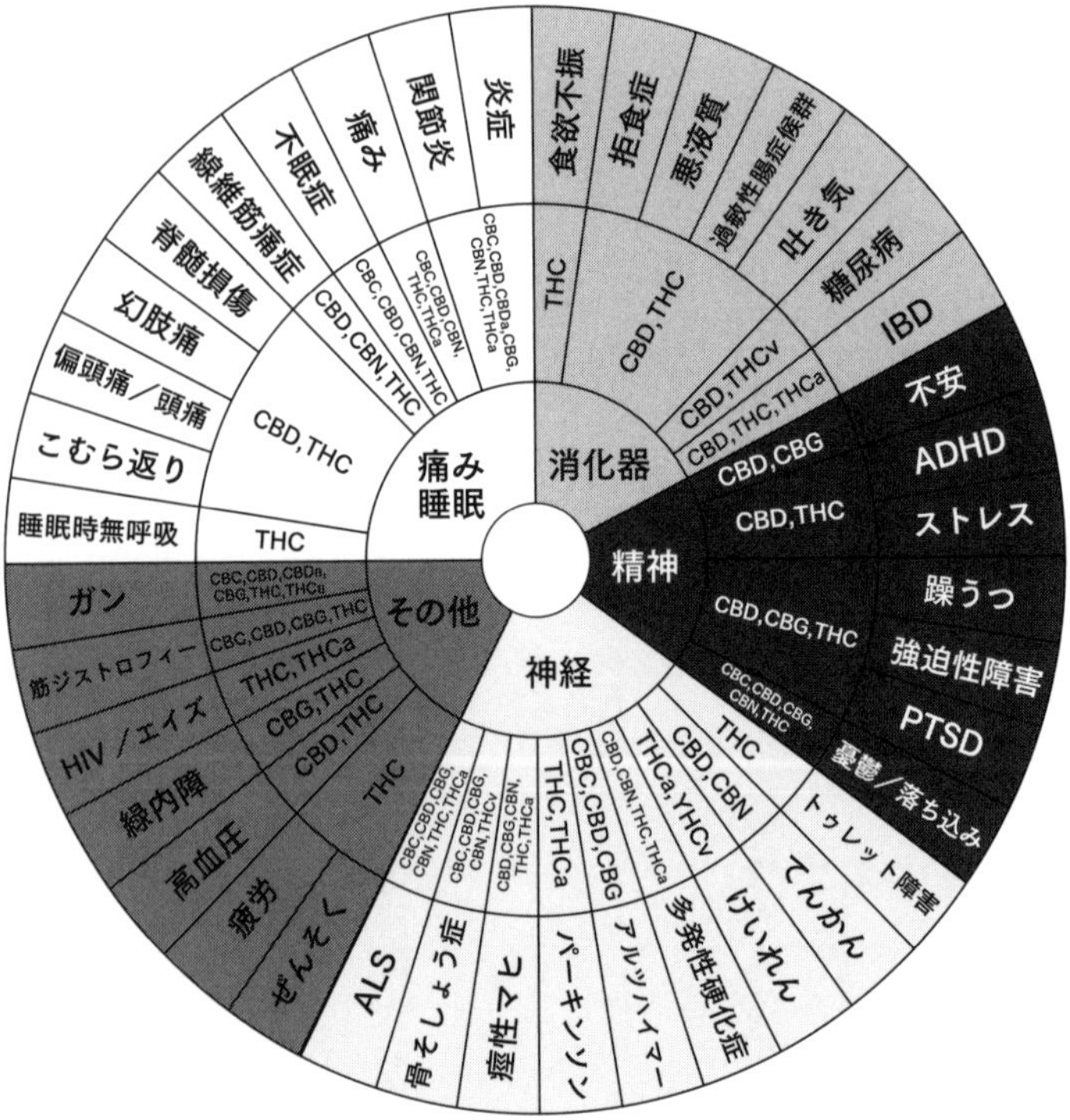

Dr.ミクリヤのリストの一部
（Leaflyを基に作成）

ぜんそく、高血圧、糖尿病、心筋梗塞、偏頭痛、痛風、肥満、更年期障害、胃腸炎、便秘、過敏性腸症候群、膵炎、不安障害……など、医療大麻はさまざまな疾患に有効だとされている。

また実際に合法化された地域での州政府が認めた適応疾患・症状には以下のような病名が含まれます（アルツハイマー型認知症、AIDS／HIV感染、ALS、がん、炎症性腸疾患、緑内障、多発性硬化症、パーキンソン病、PTSD、偏頭痛、慢性C型肝炎、トゥレット症候群、線維筋痛症、自閉症、終末期状態、食欲低下、嘔気・嘔吐、てんかんなど）。[47] にわかには信じがたい話でしょう。

しかしエンドカンナビノイドシステムと呼ばれる、我々の身体に備わっている情報伝達の仕組みを理解する事で、なぜこれほどに多様な病気に対して、たった一種類の植物が作用するかを説明することができます。

人のカラダは、大麻の成分に似た物質を作っている

私はカンナビノイドというのは大麻にだけ含まれる特有の化学物質と言いましたが、厳密にはカンナビノイドを作り出す方法は3種類あります。

1つ目が、大麻などの天然植物から採取する方法でこれは植物性カンナビノイドと呼ばれます。

２つ目が、実験室や工場で化学薬品から作る方法で合成カンナビノイドと呼ばれます。危険ドラッグの一部は合成カンナビノイドでしたね。

そして、３つ目が動物の体内でつくられ、速やかに分解される内因性カンナビノイド（エンドカンナビノイド）です。エンドとは〝身体の内側の〟という意味です。

人間の身体は外界の情報を処理したり、何かを考えたり、身体を動かしたりと、様々な働きをしますが、脳科学的には、これらの活動は全て、神経細胞の電気的興奮と、細胞間の化学物質のやり取りで成り立っています。

この細胞間でやり取りされる化学物質は〝神経伝達物質〟と呼ばれます。その中には、アドレナリンやドーパミン、セロトニンなど皆さんが一度は名前を聞いたことがあるような化学物質が含まれます。

そしてそれらと並んで、内因性カンナビノイド、と呼ばれる一連の化学物質群が、人間の身体の中で、合成されては分解されていることが１９９０年代に明らかになっています（〝内因性カンナビノイド〟というのは〝魚〟というのと同じ分類名で、魚の中にヒラメやマグロ、タイが含まれるように、内因性カンナビノイドの中にはアナンダミドや２‐ＡＧ、その他に何十種類もの似た化学物質が含まれています）。

つまり私達の身体の中では今この瞬間も、大麻の成分と同じようなものが作られているのです。

この内因性カンナビノイドの発見のきっかけになったのは、大麻の研究でした。その経緯を振り返ってみましょう。

内因性カンナビノイドは大麻の研究から見つかった

大麻に精神作用がある事は紀元前から知られていましたが、研究が始まったのは戦後のイスラエルでした。〝医療大麻研究の父〟こと、ラファエル・ミシューラム博士が1964年に大麻の精神作用の鍵となる物質、テトラヒドロカンナビノール（THC）の化学構造を解明したのです。

これがなかなか見つからなかったのは、水には溶けない脂溶性《しようせい》の物質だからです。

このTHCが人間の脳に作用する仕組みが解明されるには、更に25年の時間がかかったのです。

1990年、アメリカの国立精神衛生研究所でリサ・マツダにより人間の脳にTHCが作用する受容体が発見され、これはカンナビノイド受容体1（CB1）と呼ばれることになります（受容体とは、鍵穴のようなものだと思ってください）。

またその3年後、別の形の受容体が見つかり、これはCB2受容体と呼ばれます。

さてここで問題です。このCB1、CB2受容体は一体何のために存在しているのでしょうか？

ヒントになったのは、医療用麻薬であるモルヒネをきっかけにしたエンドルフィンの発見でした。

モルヒネに痛み止めとしての作用や、幸福感をもたらす作用があることは昔から知られていましたが、その受容体が見つかったのは1973年のことでした。そのとき研究者たちは、この鍵穴の存在意義について「モルヒネの受容体が体内に存在するということは、鍵となる麻薬成分も実は人間の体内に備わっているのではないか？」と考え、探索したのです。

その結果、〝脳内麻薬〟であるエンドルフィンと呼ばれている神経伝達物質が発見されました。

同じようにして、「大麻成分が作用する受容体が生まれつき備わっているということは、大麻成分に似た物質もまた、人間に生まれつき備わっているのではないか」という仮説に基づいて探してみたところ、1992年に初めての〝体内大麻成分〟が見つかったのです。この物質は、サンスクリット語で〝幸福〟を意味する語にちなんで、アナンダミドと呼ばれるようになります。

それに続いて、1995年には日本の帝京大学の和久敬蔵先生らのチームにより、2つ目の内因性カンナビノイドである2-AGが発見されました。また1996年には、これらの内因性カンナビノイドを体内で分解する酵素《こうそ》であるFAAHが発見されます。この内因性カンナビノイド、内因性カンナビノイド受容体、内因性カンナビノイド分解酵素はあわせて、〝エンドカンナビノイドシステム（ECS）〟と呼ばれています。

エンドカンナビノイドシステムの働き

エンドカンナビノイドシステムは脳で見つかりましたが、その後の研究で全身の様々な臓器や組織に分布していることが明らかになります。CB1受容体は中枢神経に多く発現していますが、CB2受容体は免疫に関わる白血球や脾臓《ひぞう》により多く発現しています。[48]

また内因性カンナビノイドは、ＣＢ１、ＣＢ２受容体だけでなくバニロイド受容体やＴＲＰＶ受容体などの鍵穴にも作用することがわかってきます。［49］

このエンドカンナビノイドシステムは一言で言うと、身体のバランスを整える作用を司っています。

私が住んでいる熊本市には、水前寺《すいぜんじ》公園という日本庭園があります。およそ４００年前に作られたそうですが、この庭園が毎日変わらずにあるのは、誰かが日々、細かい手入れを行なっているからですね。

人間の身体も同じで、変わらない状態を維持するためにたくさんの細かい自動調節が行われています。

たとえば、体温。皆さんの体温は氷点下でも、炎天下でも、必要に応じて汗をかいたり、身震いをしたりして、ほぼ一定に自動調整されています。汗をかいて体内の水分量が少なくなると、今度は口渇中枢《こうかつちゅうすう》と呼ばれる脳の一部が刺激され、喉が乾いたという感覚が生まれ、水分摂取が促されるわけです。

他にも脳への血流は、横になっているときでも全力で走っているときでも、常に一定になるように自動調整されています。体内にばい菌が入ってきたら、熱が出て、免疫機能が活性化される。これも自動調節です。このような無数の自動調節によって、貴方の身体は今日も昨日と同じ状態を維持しているのですが、この自動調節を下支えする縁の下の力持ちがエンドカンナビノイドシステムなのです。

一つの例として、CB1受容体は神経細胞のつなぎ目（シナプス）に存在し、その他の神経伝達物質の量をコントロールし神経細胞の過剰な興奮を抑えています。[50] エンドカンナビノイドと似たような振る舞いをする、大麻由来のカンナビノイドは、エンドカンナビノイドシステムに作用することで様々な臓器の様々な種類の病気に対して効果を及ぼすのです。

エンドカンナビノイドシステムの不調

このエンドカンナビノイドシステムが上手く機能していない〝エンドカンナビノイド欠《けつ》乏《ぼう》症〟の人がいるのではないか、という仮説があります。[51]

その他の神経伝達物質に関しては、不足によって引き起こされる病気が既に明らかにされています。

例えば、パーキンソン病の患者さんではドーパミンという物質が不足しており、補ってあげることで症状は改善します。うつ病の患者さんでは、セロトニンやノルアドレナリンが足りなくなっているという仮説に基づいて、ＳＳＲＩやＳＮＲＩというお薬が処方されています。アルツハイマー型認知症の患者さんには、進行を予防する為にアセチルコリンを増やす薬が処方されます。

こう考えると、同じく神経伝達物質の一種である、内因性カンナビノイドが不足するということもありそうな気がしませんか？

内因性カンナビノイドが足りなくなる理由は、生まれつきのものから加齢に伴うものまで様々です。ＣＢ１受容体は４７２個のアミノ酸が、ＣＢ２受容体は３６０個のアミノ酸が繋がって形成されていますが、この受容体の設計図である遺伝子に、生まれつき変異がある人がいることが分かっています。[52] そうすると受容体の形状が少しだけ変わります。例えるなら、鍵穴が錆び付いた状態です。すると、内因性カンナビノイドを人並みに合成することは出来ても、相対的に量が足りない状態になってしまいます。

また人間の身体は加齢に伴い様々な機能が衰えますので、消化機能が衰えたり、足腰が弱ったりするようにエンドカンナビノイドシステムも徐々に機能が低下すると考えるのが自然でしょう。

現時点でエンドカンナビノイドシステムの低下との関連が強く疑われている病気の代表格は偏頭痛、過敏性《かびんせい》腸《ちょう》症候群《しょうこうぐん》、線維筋痛症《せんいきんつうしょう》です。この３つの病気は、１人の患者さんの中で合併しやすく、たとえば重症の偏頭痛の患者さんには、消化器の不調や原因不明の全身の痛みが合併しやすいという研究結果が報告されています。[53] これらの疾患には根底に共通の原因があると考えるのが自然です。その答えが、エンドカンナビノイドシステムの不調ではないのかということなのです。

その他にも拒食症、パーキンソン病、自閉症、ＰＴＳＤ、統合失調症、うつ病、子宮内膜症など、様々な病気でエンドカンナビノイドシステムの関与を示す研究結果が報告されています。[54][55][56][57][58][59][60]

病院で受診しても診断がつかず、不定愁訴《しゅうそ》や自律神経失調症と言われている患者さんの多くが、実はエンドカンナビノイド関連の問題を抱えている可能性はないでしょうか？

内因性カンナビノイドが足りないと、その他の神経伝達物質のバランスが取りづらくなります。

私の経験では、日本で違法に大麻を所持している人達は総じて〝感情的になりやすい〟

という傾向があるように思います。普段は怒りっぽいけれど、大麻を吸うと人並みに穏やかな気持ちで暮らすことができる。そういう人は生まれつき内因性カンナビノイドが足りていないのかもしれません。

これは今後、病気として認められる可能性があります。というのは、今、世界で医療大麻が治療法として認められつつあるからです。

皆さんはまず病気があって、それに対して治療法が見つかると思っているかも知れません。実は近年では、逆の順序があり得ます。まず治療法が見つかって、それが効く症状が病気として定義されるのです。

最も有名なのはＡＤＨＤ（注意欠陥多動症候群）のケースです。私が小学生だった頃、まだこの病名は存在せず、授業中に座っていられない子は〝落ち着きのない子〟でした。それが、リタリンやコンサータという治療薬の開発に伴い、ＡＤＨＤという病気と認められるようになりました。

是非はともかく、近年では一部の〝ハゲ〟をＡＧＡという病気と捉えようという動きも認められます。これも育毛技術の発達によって生まれた疾患概念です。同じように医療大麻という治療法が認められると、これまで〝怒りやすい人〟と言われていた人が、内因性カンナビノイドが足りない病人として認められるかもしれません。そうすると、彼らにとっての大麻は、甲状腺ホルモンが足りない人にとってのホルモン剤のような扱いとなるでしょう。

現在、大麻がやめられない人は皆、大麻依存症という病気と考えられています。けれどその中には内因性カンナビノイドが足りない人が混じっていて、彼らにとって大麻は文字通りの必需品なのかもしれません。

ここまでの話をまとめます。人間の身体の中には、内因性カンナビノイドと呼ばれる大麻の有効成分に似た神経伝達物質が存在し、様々な機能のバランスを整える作用を司っています。この内因性カンナビノイドが足りないことで生じる健康上の不調が存在し、それに対して植物由来のカンナビノイドを外部から補うことで、本来のバランスを取り戻すことができる。これが医療大麻が様々な病気や症状に効果を発揮するメカニズムです。

CBD製品の登場

これらのエンドカンナビノイドシステムに関わる知見が1990年代に発見されたこと

で、医療大麻の研究や臨床応用は大きな広がりを見せました。この発見に次ぐ重要な起爆剤が、２０１０年以後のＣＢＤ製品の登場で、これによって医療大麻の用途が広がったのです。

カンナビジオール（ＣＢＤ）は大麻に含まれる１００種類以上あるカンナビノイドの一種で、ＴＨＣに次いで2番目に多く含まれている成分です。ＣＢＤにはＴＨＣのような精神作用はありません。

ＣＢＤの発見自体は意外と古い話で１９６３年にはイスラエルのミシューラム博士によって構造式が同定されており、１９８０年にはてんかんに対して有効であることが報告されています。[61] しかし、この発見はＣＢＤが採れる大麻草が国際条約で厳しく規制されていたために、医薬品としての実用化には繋がりませんでした。

ごく一部の研究者だけが知っていたＣＢＤが今日、広く流通するようになったのは、21世紀になってＣＢＤを豊富に含む大麻の品種が発見されたためです。

１９９６年にカリフォルニア州で医療大麻が使えるようになると、大麻を合法的に栽培、販売する人々が登場します。ディスペンサリー（大麻薬局）の草分けの一つである、ハーバーサイドを経営するディアンジェロ兄弟は自分達の販売する大麻の品質を管理するために、２００８年にスティーブヒルという大麻専門の検査場を開業しました。

一方、カリフォルニアの大麻ジャーナリストは、学会などで報告される最新の研究結果に着目しＣＢＤという成分が薬として役に立ち、大麻草の持つ可能性を引き伸ばしてくれるのではないかと考えるようになります。

そんな２００９年のある日、スティーブヒルに持ち込まれた突然変異の大麻草の品種から、大量のＣＢＤが検出されたのです。この品種に可能性を見出したディアンジェロ兄弟は大麻農家に栽培を依頼し、またジャーナリストのマーティン・リー達は「Project CBD」という啓発団体を発足し、ＣＢＤに関する情報を一般に向けて発信していくようになります。

シャーロット旋風とエピディオレックスの登場

こうして始まったＣＢＤの物語が大きな注目を集めたのが２０１３年でした。きっかけはシャーロット・フィギーというコロラド州の女の子です。シャーロットはドラベ症候群という難治てんかんで、多いときは日に１００回もの発作が起きていました。５歳になる頃には医者に「このままだと次の誕生日は迎えられない」と宣告されてしまいました。

悩んだ両親が辿り着いたのが医療大麻でした。彼らは一生懸命、味方になってくれるお医者さんを見つけ、州政府の了解を得て医療大麻の許可証を手にしました。そしてスタンレー兄弟という大麻農家のもとで手に入れたのが〝シャーロッツ・ウェブ（シャーロットのおくりもの）〟と呼ばれている高ＣＢＤ品種の大麻でした。

この大麻を使い、キッチンで自家製のＣＢＤオイルを作って飲ませてみるとこれまで何を試しても効果が無かったけいれん発作が見事に止まったのです。

それを見出したのがサンジェイ・グプタでした。彼は医師であり、かつＣＮＮというテレビ局の医療レポーターを務めていました。グプタは当初、医療大麻については反対派でしたが、シャーロットに出会い考えを改めて『ＷＥＥＤ（大麻）』というドキュメンタリー番組を作り、そこでシャーロットのことを大きく取り上げました。[62] ２０１３年にこの番組が全米に一斉に流れたわけです。そうすると番組を見たてんかんの子を持つ親が一斉に立ち上がったのです。

アメリカ合衆国は日本と違い署名や請願などのアクションにより法律を変えることがで

き、民意が反映されやすい仕組みになっています。そのため、草の根による大麻法改正運動が今日も、アメリカでは現在進行中です。２０２１年5月の時点で17州とワシントンＤＣで嗜好大麻が、35州で医療大麻が合法化されています。

また合法化の流れをさらに加速させたのは２０１８年のエピディオレックスの登場です。これは製薬会社が作ったＣＢＤオイルです。この製品が医薬品として承認を受けたことで、これまで代替医療の領域に留まっていた医療大麻が、病院で提供される標準医療の中でも使われるようになったのです。高ＣＢＤ品種が発見されて以降、ＣＢＤの研究も盛んになり論文の数は劇的に増え、２０２１年5月時点でＣＢＤについての研究論文は３８６４本発表されています。

ＣＢＤは内因性カンナビノイドを元気にする

ＣＢＤが人体に働きかけるメカニズムは複雑で、詳しいことは誰にもわかりません。少なくとも65の経路で作用すると言われています。[63] 興味深いことに、ＣＢ1、ＣＢ2受容体にはほとんど作用せず、むしろＣＢ2受容体に対しては逆作動薬として働く可能性も指摘されています。[64]

重要な作用経路として、CBDは内因性カンナビノイドを分解する酵素、FAAHやMAGLの働きを弱めることが知られています。[65][66] 内因性カンナビノイドは通常、作られてから数秒で分解されるのですが、分解酵素が弱まると分解が遅くなるため、皆さんの体が作った内因性カンナビノイドが長く体内に滞在することになります。

そうすると、体内のカンナビノイド量が増え、それによって乱れていたバランスが整うと考えられています（これは専門用語では、〝エンドカンナビノイド・トーンが改善される〟と表現されます）。

これがCBDが様々な疾患に対して効果がある理由と考えられています。ちなみにエンドカンナビノイドシステムを整えるのに有効なのは、CBDサプリメントを摂ることだけではありません。運動することや必須脂肪酸を摂取すること、瞑想や鍼灸《しんきゅう》などもECSを活性化する事に繋がります。[67]

医薬品から健康食品、ヘルスケア製品へ

ＣＢＤの利用は医薬品に留まらず、健康食品として爆発的なブームになっています。アメリカでは様々な食品や化粧品に対して、ＣＢＤを添加したものが売られています。例えばＣＢＤコーヒー、ＣＢＤ入りポップコーン、ＣＢＤ入りエナジードリンクなどです。バスソルトやクリームなどの美容関連製品も大変人気があるようです。

２０１９年に行われた調査では、アメリカ人の14％が何らかの形でＣＢＤ製品を使用していることが明らかになっています。[68] これは一過性のブームを越えて、大麻製品が人々の暮らしの中に、必需品として定着したことを示しています。

❹章　医療大麻と疾患

この章では実際に医療大麻がどのような病気に効果があるのか、研究データと共に見ていきましょう。

医療大麻と病気の研究成果

①がん

今日、日本人の2人に1人ががんに罹患《りかん》する時代といわれています。医療大麻はがん治療において、「生活の質を高める作用」と「腫瘍《しゅよう》を縮小し、病気を治す作用」の両方が期待されています。

・医療大麻による生活の質（QOL）の改善について

がんは食欲低下、体重減少、うつ、不眠、痛みなどの様々な症状を引き起こしますが、そ

大麻使用の理由（ダートマス・ヒッチコック医療センターによる調査を基に作成）

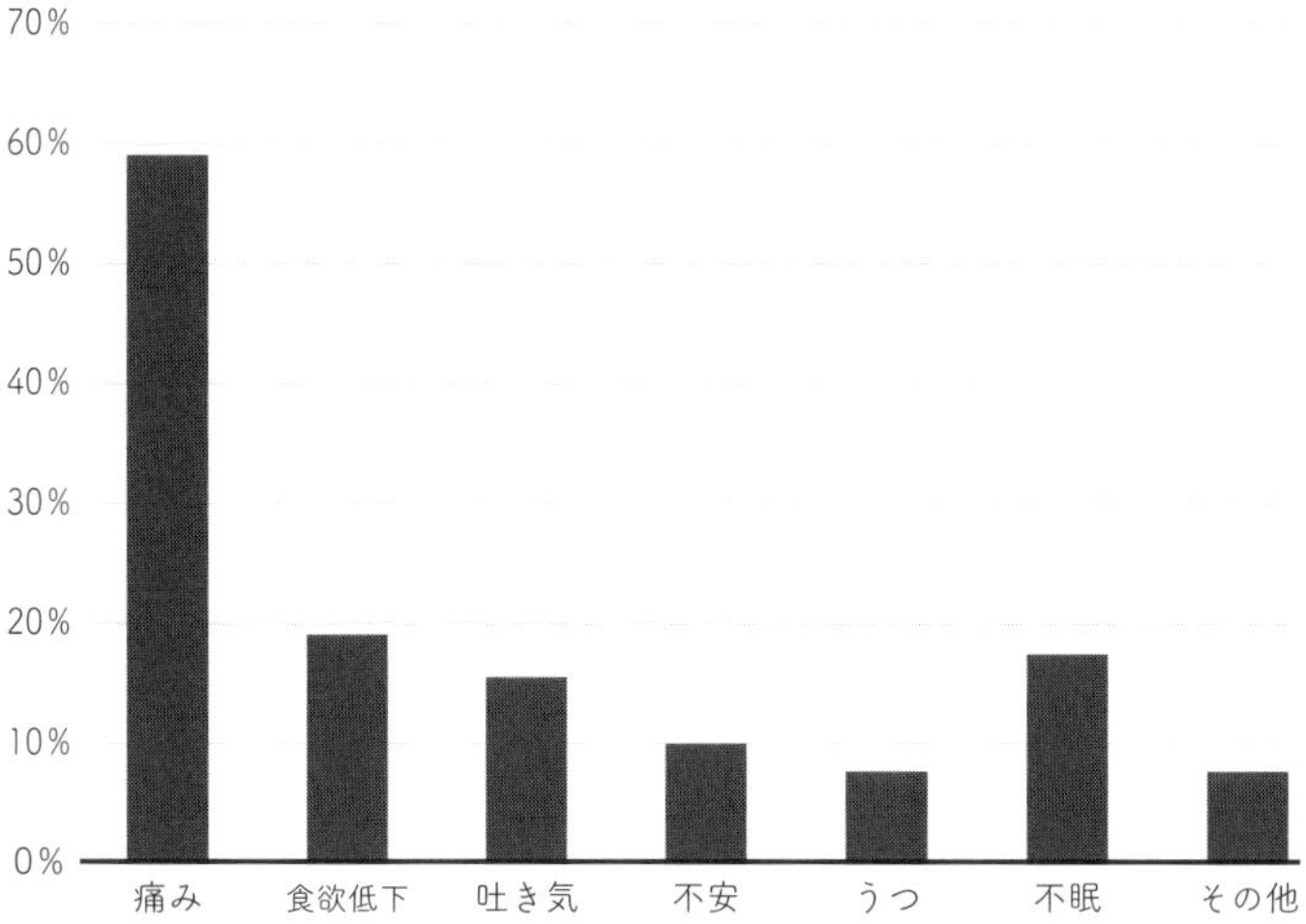

れらの症状に対して、医療大麻は幅広い効果を有し合法地域では頻用されています。[69]

２０１９年にニューハンプシャー州のダートマス・ヒッチコック医療センター緩和ケア外来に通院するがん患者の42％が、何らかの形で大麻を使用していました（上図）。目的としては、痛み、食欲低下、吐き気、不安、うつ、不眠などが多く、その他には、眠気覚まし、けいれん予防、集中力アップ、排尿障害を挙げた方がいました（31％が、複数の目的の為に大麻を使用していると回答しました）。40％のがん患者が大麻を使用しているという事実が、がんの緩和ケアにおいて医療大麻が有用な手段であることを示しています。

また抗がん剤治療に伴う副作用の緩和にも、医療大麻は使われています。[70] イスラエルの病院で、悪性リンパ腫に対する抗がん剤治療に医療大麻を併用した51人の患者では、痛み、全身状態、食欲、吐き気に対し、94%、87%、82%、79%がそれぞれ有効であったと回答しました。全体としては、81・5%の患者さんが、医療大麻は非常に役立ったと感じていました。

・大麻の抗がん作用について

大麻草に含まれるTHCやCBDには、がん細胞を細胞死（アポトーシス）に誘導する抗がん作用があることが基礎研究の結果、明らかになっています。また、がん細胞の血管新生を妨げ、転移を抑制する作用も有しています。[71]

代替医療として大麻を使用し、がんが縮小・完治したという報告は、がんの種類を問わず多数報告されています。皮膚がんに対して大麻が有効なことを広く世に知らしめたのは、1人のカナダ人でした。[72]

大麻のTHCがマウスのがん細胞を消失させたことをラジオで聞いたリック・シンプソ

ンは、自分の目の周りにできた基底細胞がんに、自家製の濃縮大麻オイルを垂らし、絆創《ばんそう》膏《こう》で4日間押さえたままにしておきました。絆創膏をはがしたときの彼の驚きは、いかほどだったでしょう。なんと、腫瘍が剥がれ落ち、その下には正常のピンク色の肌が再生していたのです。

自らの体験から効果を確信した彼は、自分の周囲の人に自家製のオイルを提供し、また作り方を公開します。医師の不理解や警察による逮捕にも屈せず、彼は草の根の活動を続け、彼によって命を救われた人の数は5000人を超えたと言われています。彼が考案した濃縮カンナビスオイルは彼の名にちなみ、「リック・シンプソン・オイル」と呼ばれています。

大麻は脳などの神経細胞に強く作用します。そして表皮は神経細胞と同じ外胚葉《がいはいよう》と呼ばれる細胞から分化します。表皮には脳と同じく、カンナビノイドの受容体が豊富に発現しているので皮膚がんに大麻が著効《ちょこう》するのは理にかなっています。

その他にも小児の難治性腫瘍に対し、医療大麻を使って治療する姿を追いかけたドキュメンタリー映画『Weed the People 大麻が救う命の物語』が、Netflix で公開されていますが登場する5人の子供のうち4人が改善を得ています。〔73〕

重要な点は、医療大麻は標準治療に対する補完的な立ち位置と考えられていることです。

カンナビノイド医療に関心のある方の中には、抗がん剤などの標準医療に対する忌避《きひ》感を強く抱いている方が多いようです。しかしがんの種類も様々なら抗がん剤も様々で、一概に是非を論じることはできません。〝抗がん剤ダメ絶対！〟というのは薬物ダメ絶対と同じく偏った考えと言えるでしょう。

現在のがん治療は、手術、抗がん剤、放射線が三本柱とされていますが、ここにカンナビノイド治療を4本目の柱として加えることは、患者さんの生活の質を保ち生存期間を延ばすことにつながると考えられます。

②痛み

痛みは身体が発する危険信号であり、生き延びる上で必須の機能です。しかし一方で、過剰な痛みは身体にとって有害であり、生活の質を著しく損ないます。現在、日本の成人の22・5％、2300万人以上がなんらかの慢性痛を抱えながら暮らしているとされています。医療大麻には一般的な鎮痛薬が効かない痛みの領域で大きな期待が寄せられています。

・神経痛

神経に炎症が起きたり加齢による骨の変形で神経が圧迫されると、神経痛と呼ばれる特有のしびれるような痛みが生じます。腰部《ようぶ》脊柱管狭窄症《せきちゅうかんきょうさくしょう》、坐骨神経痛、手根管症候群、肋間《ろっかん》神経痛、三叉神経痛、帯状疱疹後《たいじょうほうしんご》神経痛、糖尿病性神経痛などはすべて、広い意味での神経痛に分類されます。

神経痛にはロキソニンなどの一般的な鎮痛薬は効果が乏しいので、てんかんやうつ病の薬が処方されますが、これは必ずしも効果がある訳ではありません。リリカという神経痛の特効薬の場合でも、効果が得られるのは4～5人に1人とされています。[74]

この神経痛に対して、大麻は有効である可能性が指摘されています。そもそも神経痛は、神経の傷がついた部分から生じる異常な興奮が原因となります。神経細胞の過剰な興奮を抑えるのが内因性カンナビノイドの仕事なので、抗てんかん薬が処方される神経痛にも大麻が効くのは、理にかなった話なのです。大麻に含まれるカンナビノイドは脊髄後角細胞のＣＢ1受容体に作用し、痛み刺激を抑制すると考えられています。また免疫細胞に発現しているＣＢ2受容体にも働き、炎症性サイトカインや発痛物質の放出を抑制すると考えられています。
2008年、カリフォルニア大学デイヴィス医療センターの Wilsey らが神経痛に苦しむ38名の患者に、THC7%、THC3・5%、プラセボを順に吸入させる試験を行ったところ、大麻を吸入した群では、吸入前は平均して55点／100点程度だった痛みが、吸入後4時間では平均して30点程度まで改善しました（左図）。これはプラセボと比較し有意な結果でした。[75]
2009年、カリフォルニア大学サンディエゴ校の Ronald J Ellis らの研究チームが、HIV感染に伴う神経痛に対して大麻草を使った研究では、プラセボを使用した患者と比べ平均して3・3点／20点多く痛みの改善が得られました。[76]
また2010年、カナダのマギル大学の Ware らの研究チームが外傷後と術後の神経痛患者23名を対象とし9・4%THCの大麻を3回／日喫煙させた場合、プラセボと比較し、平気して0・7／10点多く痛みが改善し、睡眠の質も上がったことが示されました。[77]
2013年、再びカリフォルニア大学デイヴィス医療センターの Wilsey らが、今度はTHC3・5%（中濃度）の大麻と、1・29%（低濃度）の大麻、そしてプラセボを、39

神経痛に対する医療大麻の効果
（カリフォルニア大学デイヴィス医療センターの調査を基に作成）

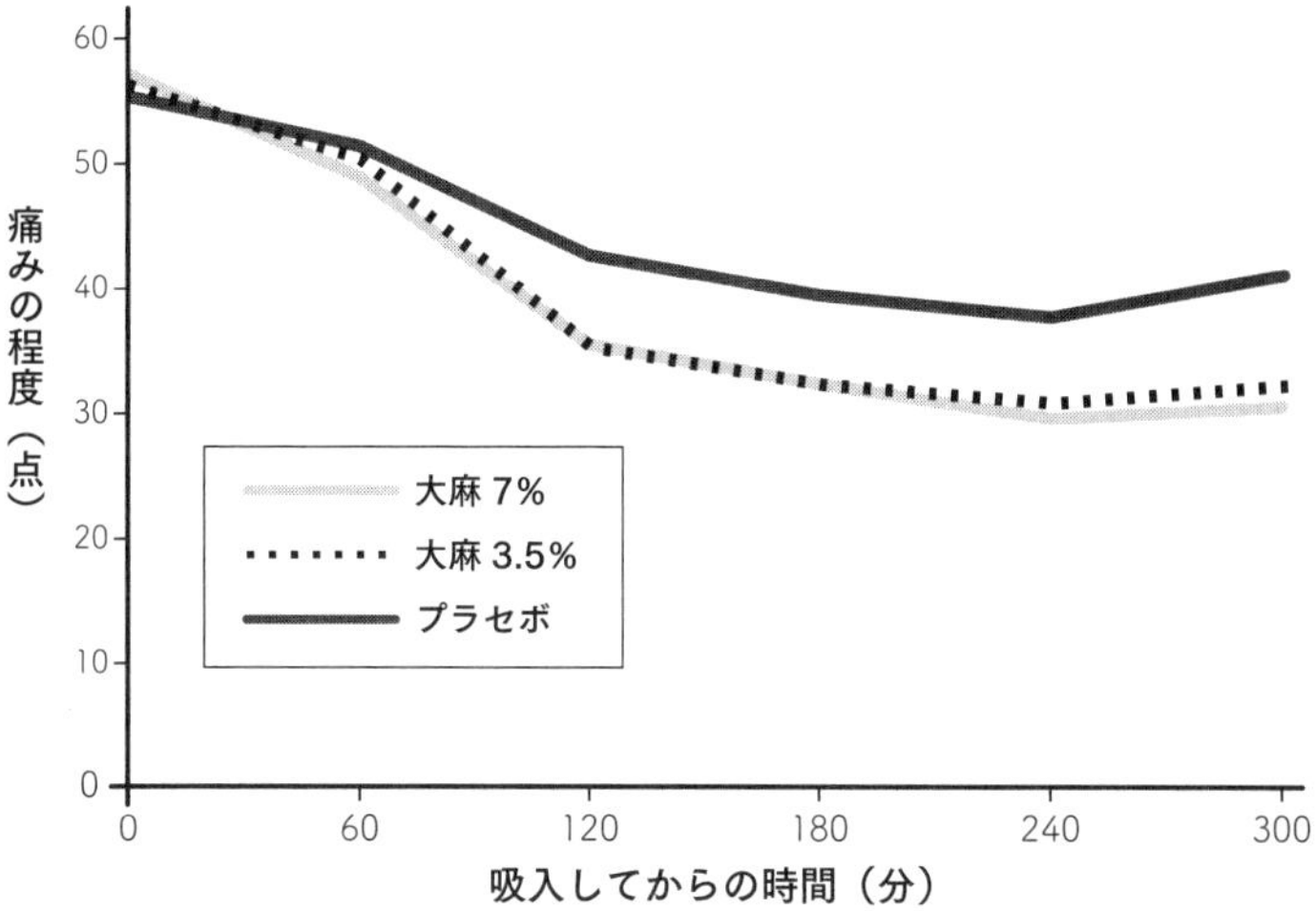

名の神経痛患者に投与し有効性を示しました。プラセボと比較し30％以上の痛みの改善が得られたのは、中濃度で2・9人に1人、低用量で3・2人に1人でした。これは先述したリリカよりも優秀な数字です。[78]

2015年、カリフォルニア大学サンディエゴ校の Wallace らの麻酔科の研究チームが、16名の糖尿病性ニューロパチーによる神経痛患者に対して、プラセボと1％、4％、7％の大麻を投与したところ、用量依存性に痛みの改善を認めました。[79]

ここまでの研究結果から、大麻は神経痛に対する最も優れた治療の1つと考えられています。

・がんに伴う痛み

がん患者さんは腫瘍の浸潤《しんじゅん》による痛みや、抗がん剤の副作用としての神経痛など、さまざまな痛みに悩まされることがあります。これに対して、オピオイド系の鎮痛薬が用いられることが多いのですが、オピオイドが効きづらい患者さんや、便秘、嘔気などの副作用に悩む患者さんの選択肢として、注目を集めているのが医療大麻です。

この領域での最初の報告は1975年まで遡ります。アイオワ大学の Russel Noyes らが10名の進行がん患者にTHCの経口投与を行い、15mg、20mgを摂取した場合にはプラセボよりも明らかに鎮痛効果が高いことを示しています。[80]

実際に多くの患者さんががんの鎮痛目的に大麻を使用しているのはがんの項目で述べた通りです。

・オピオイド危機と医療大麻

アメリカではオピオイド系鎮痛薬の乱用による死亡事故が21世紀に入ってから激増し、

深刻な社会問題となっています。〝オピオイド〟とはケシからとれる〝あへん（オピウム）〟を精製して作るモルヒネや、モルヒネを精製して作られるヘロイン、それを模したフェンタニルなどの合成麻薬を含む総称です。日本の病院で処方される医療用麻薬もオピオイドの一種です。[81]

アヘン戦争が起きたのが１８４０年であることからわかるように、オピオイド自体は昔から存在する古い薬ですが、アメリカでのオピオイド系鎮痛薬の処方量は１９９１〜２０１１年までの20年間で3倍に膨れました。理由は製薬会社の新薬開発と販売戦略にあります。１９９７年、パーデュー・ファーマは、自社のオピオイド系新薬、オキシコンチンの販売を開始しました。この製品は、ゆっくり溶け長時間効くため、従来のオピオイドと比べ、安全性が高いというのが売り文句でした。

切れ味の良いオキシコンチンは、あっという間に大ヒット商品となり、それをみた他社も類似製品で追走しました。事故や手術の後に、安易にオピオイドを処方されるようになった結果、２０１７年にはアメリカ人１００人あたり、年間で58枚のオピオイド処方箋が切られたそうです（ちなみに、オキシコンチンの販売業者であるパーデュー・ファーマは早い段階で、事態の深刻さに気がついていた可能性があります。というのは、２００２年にはパーデュー社は、〝5年で送ったメールを自動破壊するシステム〟の特許を取得しています。これは業務上のやり取りの記録が、後々に訴訟において不利になることを予測していたからと言われています。[82]

また、パーデュー社はオピオイド依存症の新薬の特許も取得していることが報道されています。自ら依存症の種をまいて、自ら治療薬のマーケットを作り出し、特許を取得して独占しようという計画なのでしょうか？）[83]

国家レベルのオピオイド依存が社会問題として注目を集め始めると、病院からのオピオイド処方量は下火になりましたが、供給源を絶たれた需要はアンダーグラウンド市場へと向かいました。

左の図はアメリカのオピオイド関連死の原因薬の推移ですが、2010年以降ヘロイン（グレー点線）が、2013年以降はフェンタニルなどの合成麻薬（黒線）が急増しているのがお分かりいただけるかと思います。この大半は非合法なストリートドラッグなのです。

ストリートドラッグの最大の問題点は、品質が保証されない点にあります。

処方箋薬局で販売されている限り、ラベルと中身は一致しています。しかしストリートドラッグではそうはいきません。ヒドロコドンだと言われて買ったら、実はモルヒネより

アメリカのオピオイド関連死の原因薬の推移
（アメリカ疾病予防管理センターの調査を基に作成）

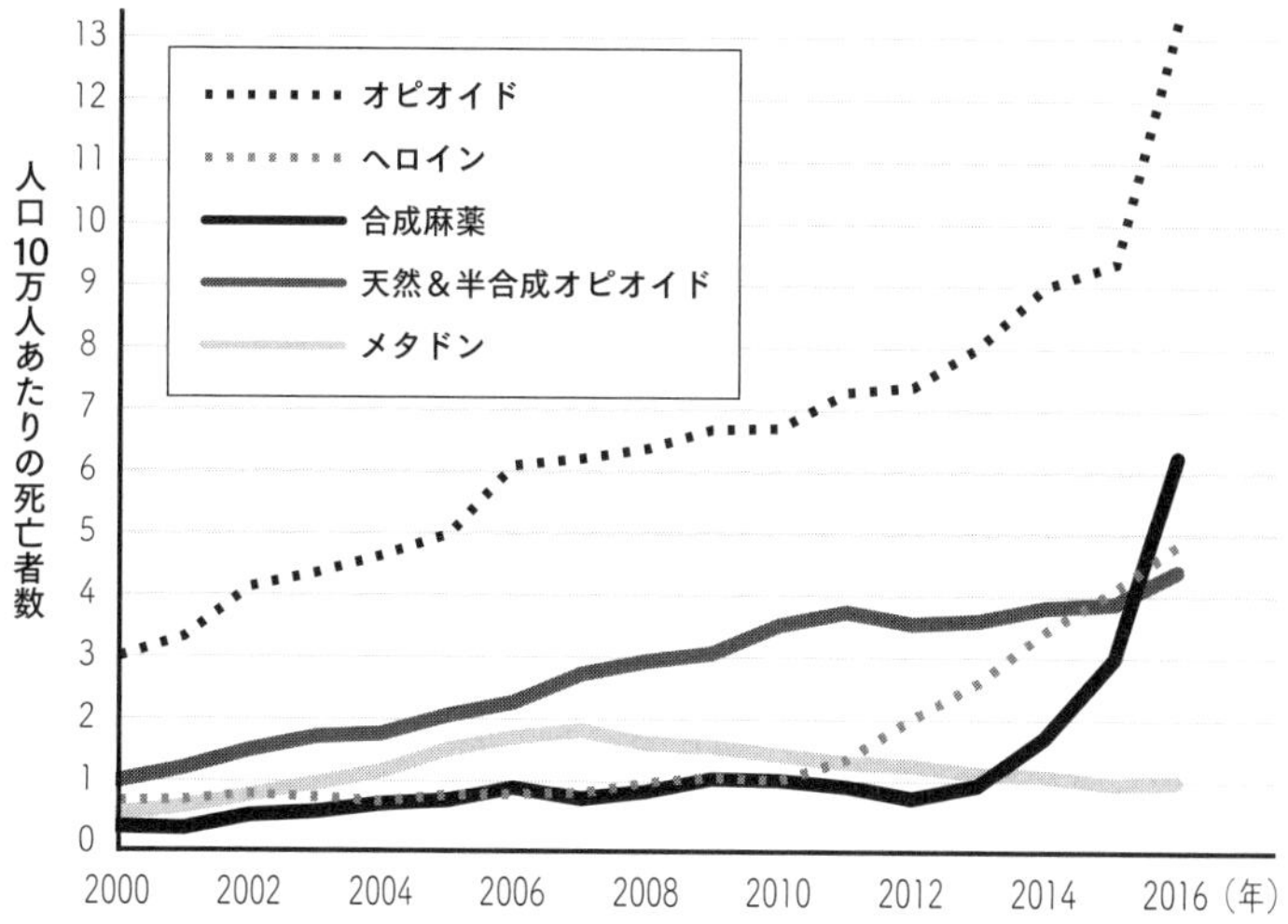

100倍効果の強いフェンタニルだった。それは静脈に注射するドラッグにおいては命取りになります。こういった経緯でアメリカのオピオイド危機は最大の健康問題となったのです。

このオピオイド危機を収束させるための切札として期待されているのが医療大麻です。オピオイド系鎮痛薬が死亡事故につながるのは、脳に作用し呼吸停止を引き起こすからですが、大麻は呼吸中枢には作用しないため、どれだけ大量に摂取しても呼吸停止は起きません。大麻は、麻薬に代わる安全な鎮痛薬の選択肢として、アメリカで急速に支持を伸ばしつつあります。

２０１７年のＵＣバークレー校の２８９７名の医療大麻患者を対象とした調査では、過去６カ月にオピオイド系鎮痛薬を使用したことのある患者の97％が大麻を併用することでオピオイドの量を減らすことができたと答えました（また81％は、〝自分が求める医療効果を得るのに大麻単体の方がオピオイド併用よりも効果があった〟と答えています）。[84]

実際に医療大麻を併用した患者さんでは、オピオイドの使用量を64％減らすことができたとミシガン大学の研究チームが２０１６年に報告しています。[85]

鎮痛目的でなく、多幸感を求めてオピオイドを乱用する患者さんにも、医療大麻は福音となりそうです。２０１５年のカリフォルニアからの報告では、大麻の使用者では嗜好目的でのオピオイド使用が明らかに少なかったと報告されています。[86]

医療大麻とオピオイド、双方を使用した経験のある患者さんは総じて、医療大麻の方が副作用が少なく、生活の質（ＱＯＬ）を高く保つことができたと回答しています。

しかし〝大麻か？　オピオイドか？〟と両者がライバルであるかのように語るのは間違いです。これまでの研究から、大麻とオピオイドを一緒に摂取することによって、オピオイドの血中濃度に影響を与えることなく、鎮痛効果だけを高めるシナジー効果が期待されています。

つまり大麻とオピオイドを併用すると、1＋1＝2以上になるということです。[87][88]

またオピオイドの耐性においても、大麻を併用することで生じづらくなる可能性が示唆されています。[89][90]

単体での鎮痛効果ではオピオイドに軍配が上がりますが、オピオイドがもたらす用量の増加と身体依存という2つの問題に、同時に対応できるのが医療大麻の併用なのです。

③偏頭痛

偏頭痛は典型的には脈打つような頭痛発作を繰り返す病気です。10代から20代で発症することが多く、国内に840万人の患者さんがいます。頭痛以外にも吐き気や光過敏、音過敏などの症状を伴うことがあり生活に大きな影響を与えます。

偏頭痛のメカニズムとしては、脳血管の急激な拡張や三叉神経の炎症の関与が考えられていますが（三叉神経血管説）、未だにはっきりしないようです。治療としては市販の頭痛薬やロキソニンのほかに、脳血管の過度な拡張を抑制するトリプタン製剤が特効薬として処方されています。また頻度が高い場合は、発作を予防するためにカルシウム拮抗薬や抗てんかん薬、β遮断薬などが処方されます。また注目を集めている新薬が、ＣＧＲＰ関連製剤です。[91]

三叉神経から放出される、カルシトニン遺伝子関連ペプチド（ＣＧＲＰ）と呼ばれる化学物質は受容体と結合することで血管を拡張させ炎症を引き起こすとされており、偏頭痛発作のメカニズムにおける重要な調節因子と考えられています。このＣＧＲＰをターゲットとした薬が現在、世界中で競って製品化されています。

・偏頭痛とエンドカンナビノイドシステム（ＥＣＳ）

実は偏頭痛は内因性カンナビノイドの不足によって、引き起こされているのではないかと示唆する研究結果が報告されています。[92]

２００７年、イタリアのペルージャ大学の研究チームが偏頭痛患者と健常者の髄液《ずいえき》中に含まれる化学物質の量を比較したところ、偏頭痛患者では内因性カンナビノイドの一種であるアナンダミド（ＡＥＡ）が少なく、ＣＧＲＰが有意に多かったのです。またＡＥＡとＣＧＲＰの値には、負の相関が認められました。

これらの結果から、ＡＥＡが何らかの理由で足りなくなるとＣＧＲＰが増えて、偏頭痛を引き起こしているのではないかという仮説が成り立ちます。

この研究結果から着想を得たイーサン・ルッソ博士は２００８年、エンドカンナビノイド欠乏症（ＣＥＣＤ）という疾患概念を提唱し、偏頭痛は内因性カンナビノイド不足によって引き起こされる疾患の代表格と論じられています。[93]

もしも偏頭痛が内因性カンナビノイドの欠乏によって引き起こされるなら、体外から大麻由来のカンナビノイドを補うことで治療するのは非常に理にかなった治療戦略と言えるでしょう。

実際に、ドイツ、オーストリア、スイスで行われたアンケート調査では医療大麻の用途の10・２％が偏頭痛でした。大麻は偏頭痛発作時の鎮痛薬としても予防薬としても有用であるようです。

２０１９年にワシントン州立大学心理学部の Carrie Cuttler らは医療大麻の記録用のアプリ上で集められた、頭痛に対して大麻を使用した前後の痛み記録（頭痛に対して1万２２９３回、うち偏頭痛に対して７４４１回の大麻使用）を分析し、効果についての評価を行いました（次ページの図）。

頭痛に対する医療大麻の効果
（ワシントン州立大学心理学部の調査を基に作成）

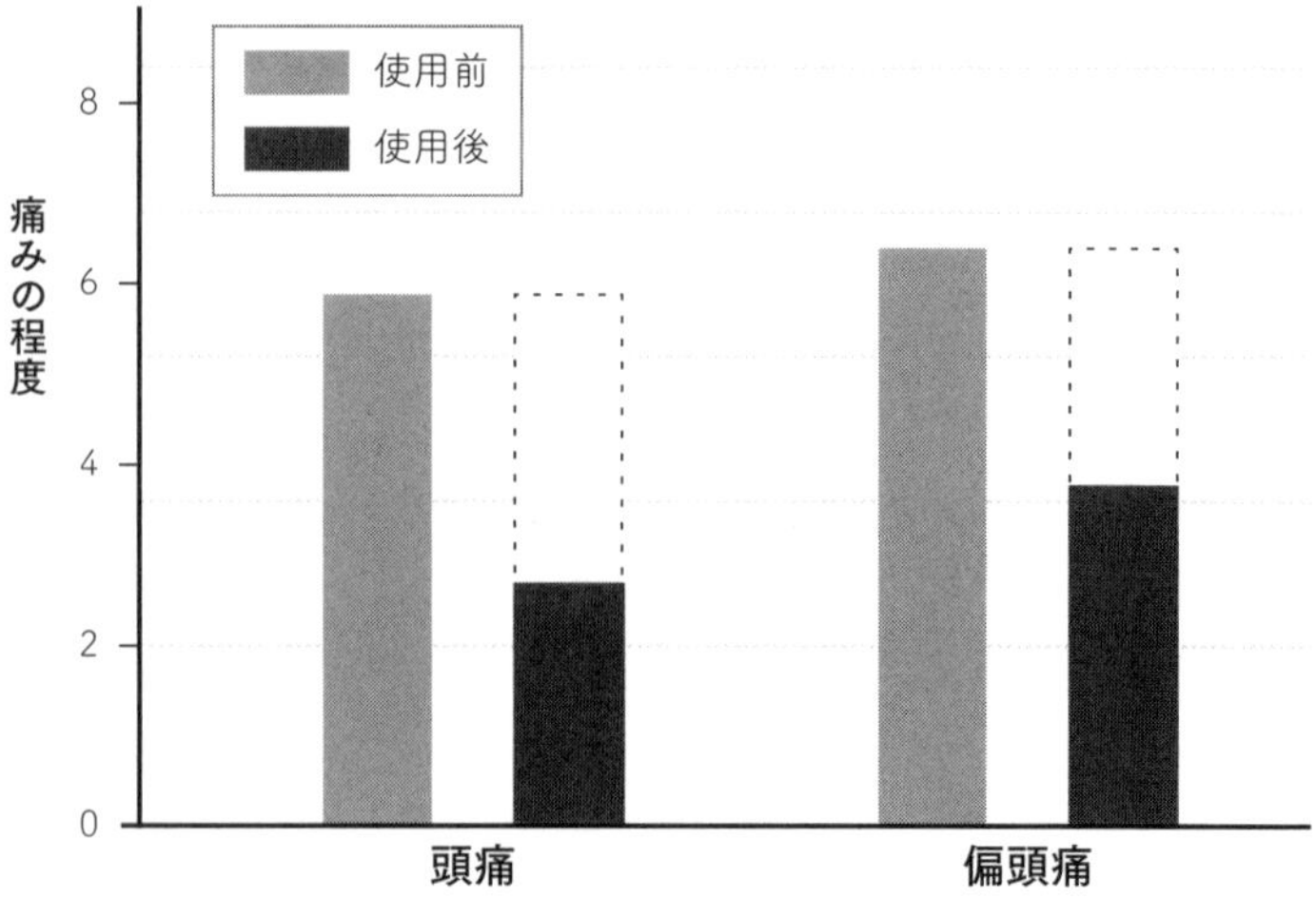

すると、頭痛に対して大麻を使用した場合の89・9％、偏頭痛に対して使用した場合の88・1％で痛みの軽減が得られていたことが判明しました。痛みの程度としては、平均すると使用前の50％程度に軽減していることが明らかになりました。[94]

またニューメキシコ大学の経済学部と心理学部の研究チームは２０１６年６月から２０１９年２月までに「Releaf」というアプリに集積された、５８２名分の偏頭痛に対する医療大麻の使用記録を調査しました。

すると使用者の94％が２時間以内に痛みの改善を自覚していました。痛みの程度は、大麻使用前は６・４４点／10点だったものが、大麻使用によって平均3・3点／10点の鎮痛効果が得られました（鎮痛効果がおよそ50％程度という点で、先述の研究と同じ結果を示しています）。[95]

テクニオン・イスラエル工科大学の生物学者 Joshua Aviram らも新たなカンナビノイドが重要な役割を果たしている可能性を指摘しています。[96][97]

このアンケート研究では偏頭痛に大麻を使用した患者の61％に効果が認められました。効いた患者と効かなかった患者の間にどのような違いがあるのかを分析してみたところ、大麻が著効した患者が使用した品種からは未だ正式な名前を持たない「ms_373_15c」と呼ばれるカンナビノイドが多く検出され、効果が乏しかった患者の側からは「ms_331_18d」と呼ばれるカンナビノイドが多く見つかったのです。

これらは、カンナビノイドの中でも0・28％と0・11％を占める極めてマイナーなカンナビノイドですが、我々が未だ解明していないメカニズムで偏頭痛に対して薬効を発揮している可能性が期待されています。

これらの研究の結果、偏頭痛に対して医療大麻は最新のCGRP関連製剤と同程度か、それ以上に効果がある可能性が指摘されています。

④線維筋痛症

線維筋痛症という病気の知名度は、それほど高いとは言えませんが、厚労省の調査では国内に百万人以上の患者さんが存在するようです。線維筋痛症の症状としては、他で説明のつかない全身の痛みやこわばり、疲労感、不安、抑うつ、睡眠障害などが挙げられます。線維筋痛症もエンドカンナビノイドシステムの機能不全が関係する病気の代表と考えられています。[98]

この病気に大麻が有効であると考える1つ目の根拠は、2011年にバルセロナのJimena Fiz らによって発表された論文です。[99]

この調査では、線維筋痛症の患者に、自分が悩む症状に対して大麻が効いたかどうかを確認したところ、「痛み」「睡眠障害」「こわばり」「抑うつ」「不安」に関しては大多数の患者さんが、とても効果があると回答しました。左の図は、カンナビスの喫煙前と2時間後で症状がどのように変化するかを自己評価した結果です。

グレーのバーが使用前、黒のバーが使用2時間後です。評価項目は左から順に、痛み、

大麻喫煙による症状の変化
（Jimena Fizらによる発表を基に作成）

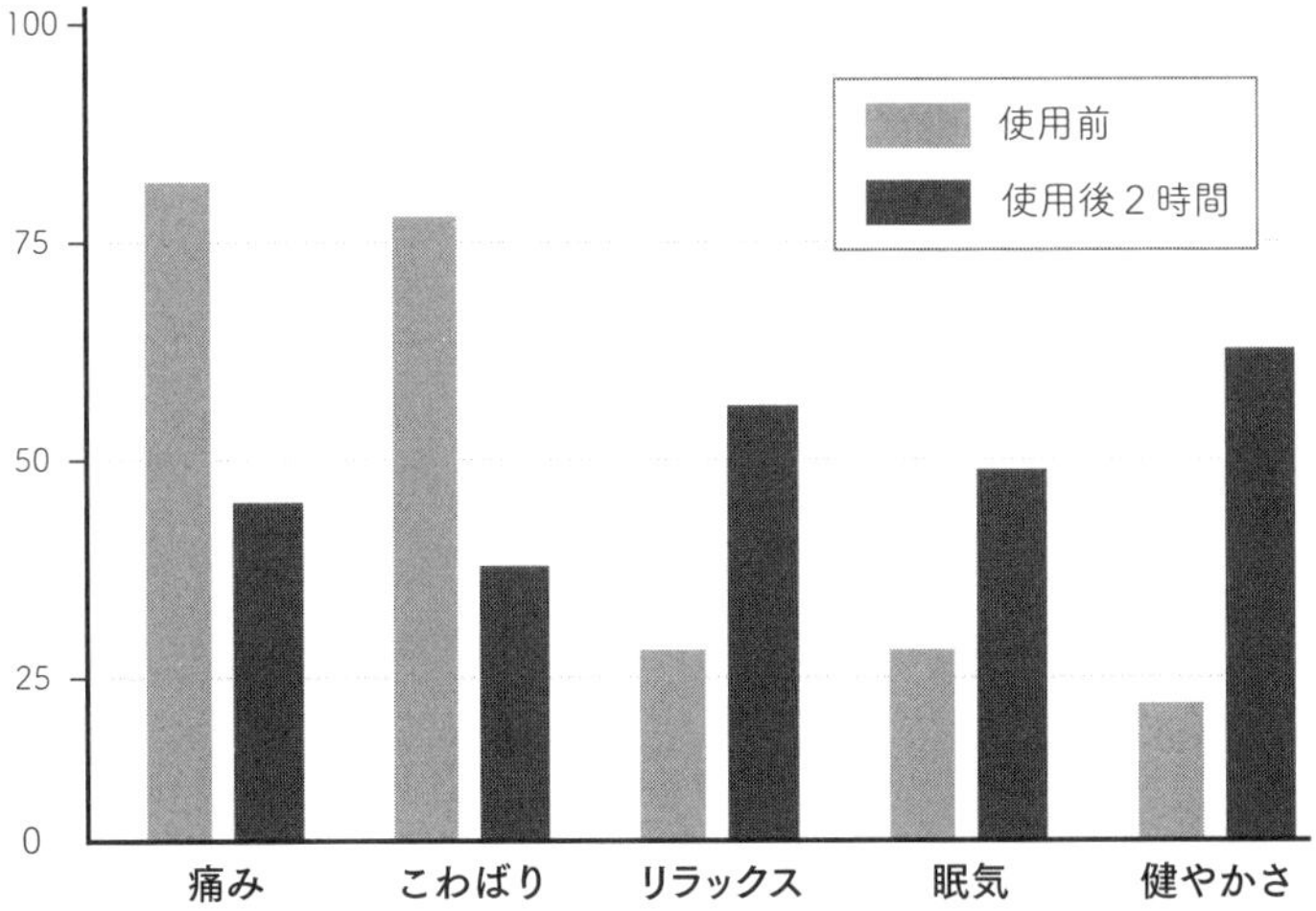

こわばり、リラックス度、眠気、健やかさ、の5項目となっています。

ここでも、痛みとこわばりは改善し、リラックスして眠気を感じ、全体的な健やかさは向上していることがわかります。また、ＱＯＬ（生活の質）を評価するＦＳ－36質問票でのスコアを、大麻使用者群と非使用者群で比較すると、大麻ユーザーの方が有意にＱＯＬが高いというアンケート結果でした（29・6 vs 24・9）。

２つ目は２０１４年にアメリカの「National Pain Foundation」によって行われた線維筋痛症患者１３００人に対するインターネットアンケートの結果です。[100]

患者さんはＦＤＡが認可している線維筋

痛症の治療薬である、プレガバリン（リリカ）、デュロキセチン（サインバルタ）、ミルナシプラン（トレドミン）と大麻のうち使用経験があるものに対して、とても有効、そこそこ有効、無効の評価を行いました。すると標準治療薬の使用者のうち、効果があったと感じたのは10％程度に過ぎないのに対して、大麻使用経験者の62％が、大麻がとても有効だと感じていたのです。

イスラエルからは２０１８年と２０１９年に、それぞれ素晴らしい成果が報告されました。[101]

一報目は、リウマチ科のハビブ・ジョージ先生の研究チームによるもので、医療大麻を使用する線維筋痛症患者26名の記録から大麻の有効性を検証しました。

１カ月の大麻使用量は、およそ18～34ｇで、大麻の使用歴は平均10カ月でした。症状に関しては、26人全員が著しい改善を報告し、13人（50％）は大麻以外の鎮痛薬をやめることができました。８人（30％）に極めて軽度の副作用を認めました。

もう一報はテルアビブ大学の整形外科医、ムスタファ・ヤシン先生らによる報告で、こちらは線維筋痛症に伴う腰痛の患者さんに、まずは麻薬を含む標準治療（オキシコドン９ｍｇ／日＋デュロキセチン30ｍｇ／日）を３カ月投与し、痛みの改善が得られなかった

患者の主観的な体調の評価
（テルアビブ大学による調査を基に作成）

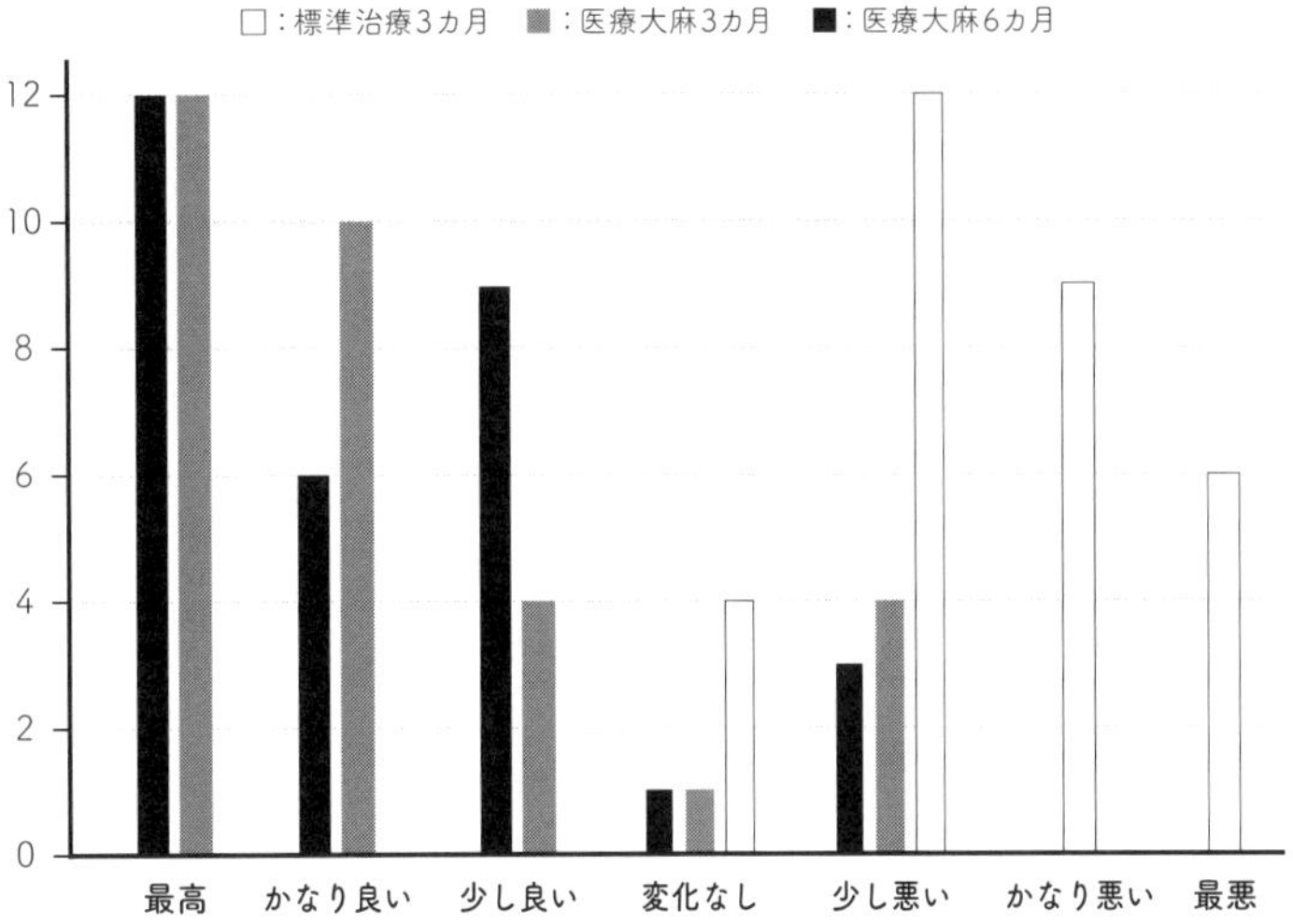

31名に対して、医療大麻（20〜30g／月、喫煙 or Vape、THC：CBD＝1：4）へと切り替え、半年間の治療を行いました。

治療前に81／100点だった痛みは、標準治療では変化なく81／100点のままでしたが、医療大麻の使用開始から3カ月で53／100点へ、そして半年で33／100点へと改善を得ました。[102]

患者さんの主観的な体調の評価も、上図のように劇的に改善しました（白：標準治療3カ月　グレー：医療大麻3カ月　黒：医療大麻6カ月）。

2020年にはイタリアのルイージ・サッコ病院リウマチ科のバレリア・

ジョージ先生らが、3カ月以上の標準治療が効かなかった患者さん102名に医療大麻を投与した結果を報告しました。[103]

使用されたのはオランダのベドロカンという大麻会社が栽培した〝ベドロカン（THC：22％、CBD＜1％）〟と、〝ベディオール（THC：6.3％、CBD：8％）〟という品種の大麻から作られたオイルでした。患者さんは夜間にTHC優位の〝ベドロカン〟を、起床時にTHCとCBDが含有された〝ベディオール〟を内服するよう指示されました。半年間の追跡が可能だった66人の結果を解析したところ、3割から4割の患者さんに対して医療大麻は著効しました。実際に14名が大麻以外の薬をやめることができ、17名が薬を減らすことができました。

このように、線維筋痛症の治療に関して、医療大麻が果たす役割への期待は非常に大きなものがあります。

著名人では、歌手のレディ・ガガさんが線維筋痛症であることを告白しています。彼女はまた大麻の使用者であることも知られています。もしかすると自身の痛みを緩和するために大麻を吸っていたのかもしれません。

⑤うつ病

２０１７年に日本全国でうつ病で病院にかかった人数は、１２７万６０００人。病院に受診していない方を含めると５００万人のうつ病患者が国内にいる計算になります。[104]

また15歳から40歳までの死亡原因の第1位は自殺で、年間の自殺者数は公式発表では2万２０００人程度とされています（実際にはもっと多くの方が自ら命を絶っているのではないかと思われます）。[105]

貴方にとって最も身近で、かつ最も危険な病気がうつ病なのです。

ガイドラインを参照すると、うつの治療にはＳＳＲＩという種類の抗うつ薬が第1選択として推奨されています。しかし残念ながらこれらの治療薬は効果がはっきりしないことに加え、むしろ自殺率を上昇させる可能性が指摘されています。欧米ではＳＳＲＩの服薬に伴う自殺を巡って医療訴訟が多発し、社会問題になりましたが、日本ではそれほど問題視されていないようです。現代医学はうつ病に対して充分な対処が出来ているとは言い難いでしょう。

実はうつに関わる幸福感は生まれつきのカンナビノイド受容体の〝型〟と関係している

ことが、愛知医科大学の松永昌宏先生達により報告されています。〔106〕

ＣＢ１受容体は、設計図の１カ所が、シトシン（Ｃ）からチミン（Ｔ）へと置き換わることによって、血液型のような〝型〟があると判明しています。人間は父方と母方から受け継ぐ2組の遺伝子をもっていますので、個人が持つＣＢ１受容体遺伝子のパターンは、ＣＣ、ＣＴ、ＴＴのいずれかになります。このうち、Ｃの遺伝子を持っている人の方が、ＴＴの人よりも幸福感を感じやすかったそうです（ちなみに被検者ではＣＣが11％、ＣＴが43％、ＴＴが46％でした）。

また、かつてＣＢ１受容体をブロックするリモナバンという医薬品が痩せ薬として販売されたことがあり服用者の体重は減ったのですが、うつ病になり自殺する患者さんが相次いだため、この薬は発売停止となりました。〔107〕このように、エンドカンナビノイドシステムと幸福感は関係していることが科学的に示されています。そのためエンドカンナビノイドシステムに直接作用する大麻が、うつ病の治療薬として期待されているのです。

実際に大麻を吸うことで、気分が明るくなりうつが改善したという報告は枚挙に暇がありません。日本国内で非合法に使っている方からの体験談も複数、私のもとにＳＮＳを通じて寄せられています。大規模なランダム化比較試験は残念ながら行われていませんが、カナダの医療大麻患者の使用記録をアプリを使って集積した研究では、775人の患者さんが回答し、大麻の使用前は平均して5・9／10点だったうつ症状が、使用後は2・7／10点まで改善したと報告されています。これは症状が6割ほど軽減したということになります。[108]

また2020年に「Releaf」というアプリを使用して、うつ症状に対して大麻を使用した1819人の症状改善を評価したところ、95・8％のユーザーが改善を自覚していることがわかりました。症状は平均して使用前の1／3程度に軽減しました。[109]

これは推測ですが、大麻の精神作用によって〝ネガティブ思考の無限ループ〟から抜け出すことができるのではないかと私は考えています。一方で、患者さんの中には大麻の使用でうつが悪化したと感じる方もおられます。個体差が大きいのが医療大麻の特徴であり、医療大麻によって改善する患者と悪化する患者を、事前に区別できるようにすることは今後の課題でしょう。

⑥不眠症

日本では、成人の30％以上が睡眠に関する悩みを抱え6〜10％が不眠症とされています。

2009年の調査では、この国の大人の20人に1人が睡眠薬を飲んでいたということです。この割合は年齢と共に上昇し、80歳以上の女性では20％以上が睡眠薬を使用しています。

睡眠薬として最も広く使用されているのがベンゾジアゼピン系およびそれに類似した系統の薬です。精神安定剤としても使用されるベンゾは切れ味の良い薬で、誰に対しても初日から効果を発揮します。そのため、日本では比較的気軽に処方される傾向がありますが、耐性がつくことによる増量と依存の形成や、特に高齢者での認知機能低下のリスクや脱抑制による不穏、筋弛緩《しかん》作用による転倒増加などの問題点も指摘されています。

2018年のオーストラリアの家庭医へのアンケート調査（左図）では、「大麻とベンゾ系でどちらがより安全と感じるか？」という質問に、大麻の方が安全と回答した医師の方が3倍多いという結果でした。[110] 少なくとも、大麻の安全性がベンゾジアゼピン系睡眠薬と比べ著しく劣るということはないように思われます。

大麻を吸うと眠くなるというのは広く耳にする感想ですが、これも品種や摂取量によって異なり、一概には言えないようです。大麻の品種は大きくインディカ種とサティバ種に分けられますが、このうち、サティバ種は目が覚める方向に働き、インディカ種は眠くなる傾向が強いとされています（どのような品種であっても大量に摂取した場合、催眠作用

睡眠薬の危険性に関する調査
（Emily A Karanges によるオーストラリアの家庭医へのアンケートを基に作成）

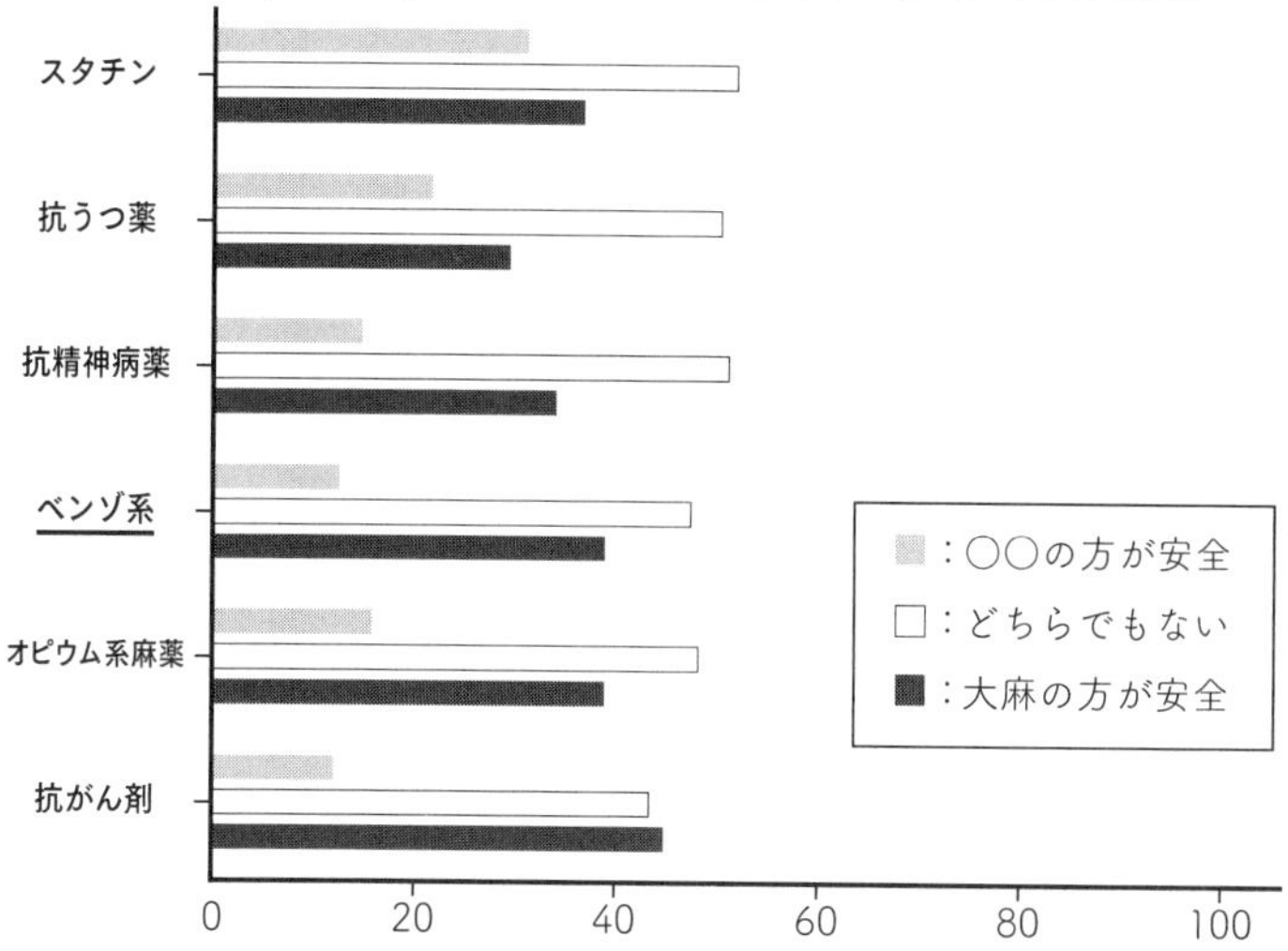

が認められます）。

科学的にはエンドカンナビノイドシステムは、体内時計と睡眠・冬眠などの行動の関連付けに関与している可能性が指摘されています。これは理論上、夜勤などによって体内時計が乱れることで生じる不眠に対し、医療大麻が有用である可能性を示唆します。[111]

実際に合法地域では、不眠に対し医療大麻は広く使用されています。２０１１年に報告された南カリフォルニアの２つの医療大麻クリニックに通院する１６６名を対象にした後ろ向き研究では、入眠までにかかる時間の短縮を認めました。

次ページの図は横軸に患者番号を、縦

大麻使用時／不使用時の入眠までにかかる時間
（Rolando Tringale O'Shaughnessy's・Autumn 2011を元に作成）

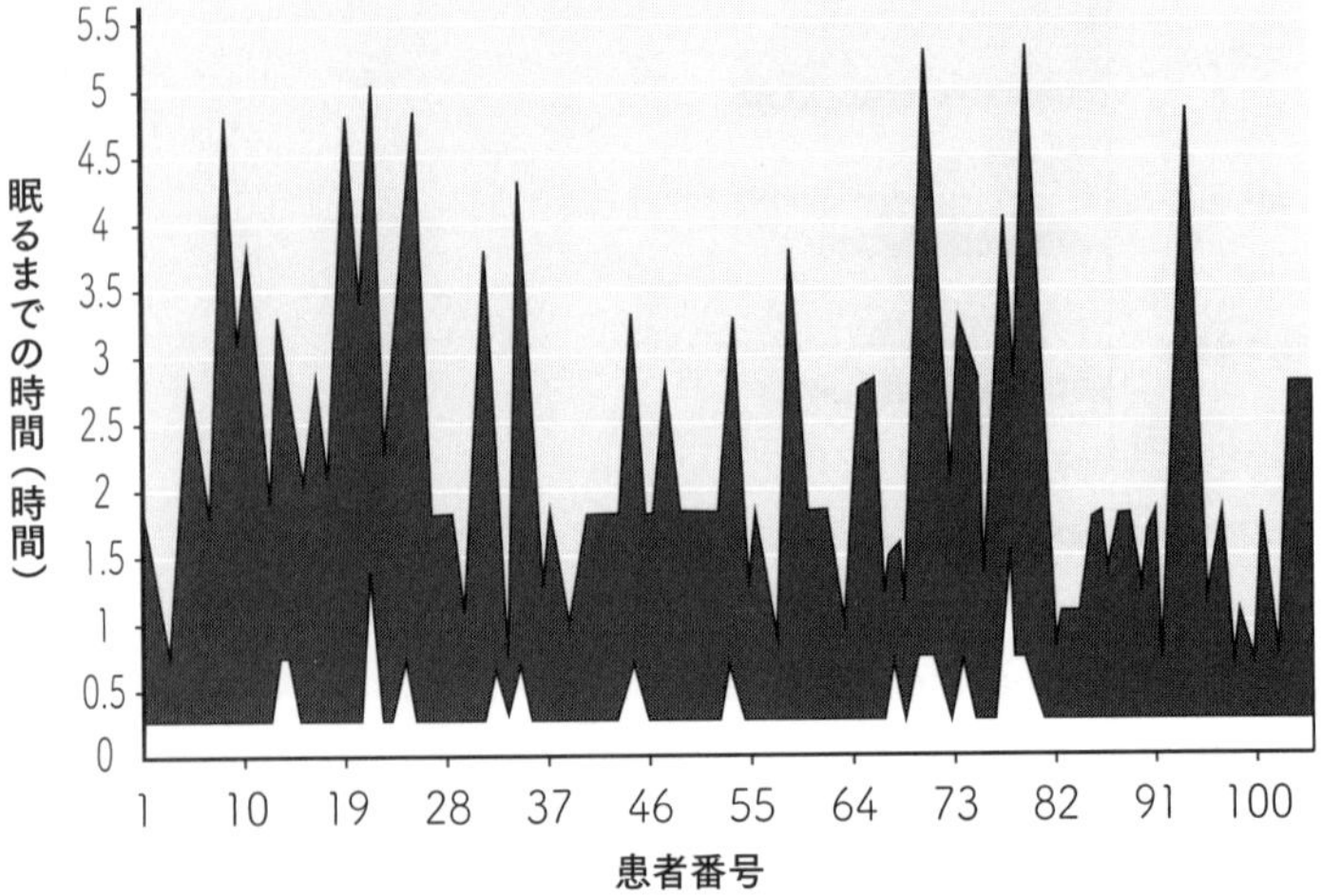

軸にベットに入ってから眠るまでの時間（自己申告）をとっています。黒が大麻を使用していないとき、白が大麻の使用時です。

大麻を使用していないときには、長い人では寝付くのに5時間以上かかっていますが、大麻を使用すると大半の人が15～30分で入眠できていることがわかります。また使用者の79％が睡眠の質の改善を自覚しました（実際にその他の研究で、大麻は深い睡眠を増やすことが示されています）。[112]

不眠の原因毎にみていくと、カリフォルニア州の2014年の調査でＰＴＳＤに伴う不眠に対して、大麻は広く使用されてい

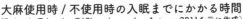

ることが判明しました。[113]

また、睡眠時無呼吸症候群に伴う不眠に対して、ＴＨＣが有効かもしれないという結果も示されています。[114]

２０２０年4月、ゼリラ・セラピューティックスは開発中のカンナビノイド医薬品の不眠症に対する第1相・第2相試験が終了したと報告しました。この製品は入眠を容易にするだけでなく、中途覚醒後の再入眠を容易にし、睡眠の質を高め、結果的に患者さんの生活の質（ＱＯＬ）と機能向上に繋がりました。特に疲労感の改善が自覚されたことは、従来の処方せん睡眠薬には認められなかったメリットのようです。今後ゼリラは医療大麻市場に、睡眠薬として本製品をリリースし、さらにオーストラリアでの処方せん医薬品登録を目指し治験を進めていく意向を表明しています。

このように有効性が確認される一方で、睡眠薬として大麻を使用することには懸念もあります。大麻は肉体依存は形成しませんが、常用者の９％程度が精神依存を形成すると報告されています。[115]

また長期の使用に伴い、耐性がついて使用量が増えることも懸念されます。実際に大麻の常用者が急に大麻をやめようとすると、睡眠に支障をきたすこともあるようです。大麻を睡眠薬として使用する場合は結局、病院で処方される睡眠薬と同じような問題が起きる可能性があるということです。

⑦依存症

依存症治療の領域で、期待されているのがCBDを含む医療大麻製剤です。依存症というのはある種の学習です。どういうことか説明しましょう。人を含む動物は嬉しいことや気持ち良いことがあると、脳内の報酬系でドーパミンと呼ばれる化学物質が放出されます。このドーパミンは多幸感をもたらします。〝勉強ができる子〟が机に向かうのが苦でなくなるのは、テストで良い点を取って褒められ、ドーパミンが出るという報酬系が確立するからです。

このドーパミンの放出と習慣化は、その他の様々な行為でも形成されます。たとえばサッカーでゴールを決めたときや美味しいものを食べたとき、パチンコで大当たりが出たときなどです。同じように薬物使用（酒、タバコ、違法薬物）にもドーパミンを放出させる作用があります。社会的に褒められない行為で報酬系が確立した脳の状態が依存症の脳ということになります。依存症の脳は、依存対象に対する〝Craving（渇望）〟と呼ばれる病的な欲求と探索行動を引き起こします。わかっているけれど、やめられないというのは性格でなく、病気なのです。[116]

このドーパミンと依存症の関係はよく知られている話ですが、ここにエンドカンナビノイドシステムも関与していることが近年、明らかになりつつあります。[117]

CB1受容体は特に、報酬系が存在する脳の部位に多く発現していることが判明し、ドーパミンや、その下流の化学物質の調節を制御していると考えられています。これはエンドカンナビノイドシステムに関わる物質が、〝渇望〟という病的な欲求を抑え、依存症の治療薬として機能し得る可能性を示しています。

薬物依存なんて自分には関係ないと考えている貴方も、気がつかない間にアルコール依存症に陥っているかもしれません。そもそも酒飲みの5％はアルコール依存症というデータがありますし、[118][119]新型コロナウイルスの流行に伴って、独りで飲む機会が増えることで依存症患者が増えるのではないかと懸念されています。平均寿命が80歳を超えた現代でもアルコール依存症患者の平均寿命は52歳程度と言われており、重大な健康問題であることは間違いありません。

・大麻による「ハームリダクション」

なんらかの失敗を教訓にきっぱりと薬物を断つことができれば、それが望ましいことは言うまでもありません。しかし現実的には、〝やめたくてもやめられない〟のが依存症の本質です。そのような場合に、なるべく被害を減らすための諸々の取り組みを「ハームリダクション」と呼びます。[120]

依存の対象をお酒からより害の少ない大麻へと代替していくのも1つの方法で、海外では実践されています。

2001年、医療大麻合法化の父ことトッド・ミクリヤ博士は自身がアルコール依存症に対して医療大麻の許可証を発行した92名の記録を解析し、全員が医療大麻の効果を実感していることを報告しました(「大変有効＝50％)」「有効＝50％」)。[121]

また2009年、カリフォルニア大学バークレー校のアマンダ・レイマンが地元の患者さんを対象に行った調査では、回答者の40％がお酒の代用品として大麻を使用した事があると回答しています。[122]

1999年のブラジルからの報告では、コカインをやめるために大麻を使用した患者の

68%が断薬に成功したと報告されています。[123]

また2017年のカナダの調査でも620人のコカイン常用者のうち、122人が〝コカインを止めるために〟大麻を使用した経験があると回答しています。[124]

かつて、危険な薬物への入り口と考えられた大麻は、多くの犠牲と科学的検証の結果、薬物依存から抜け出す出口と考えられるようになっているのです。

⑧心的外傷後ストレス症候群（PTSD）

心的外傷後ストレス障害：トラウマ（PTSD）は災害や事故、暴力や犯罪被害などの強烈なストレスへの暴露が、心理的な後遺症を引き起こし、長い期間に渡って様々な不調をもたらす病気です。典型的な症状として、突然怖い体験を思い出したり（フラッシュバック）、不安や緊張が続いたり、眠れなくなったり（過覚醒）、悪夢をみたりします。またトラウマに関連する場所や人、状況を生活のなかで避けようとするようになります（回避）。

PTSDは原因となる出来事を経験してから数週間、ときには何年も経ってから症状が出ることもあります。一度発症すると症状は長く続き、場合によっては一生涯、後遺症に苛《さいな》まるれることもあります。アメリカでのＰＴＳＤの生涯罹患率は８％と言われています。[125]これはイギリスの１％と比べ非常に高い値ですが、最大の理由が従軍です。日本が公共事業で経済を回す土建国家だとしたら、建国から２４３年間のうち、２２０年以上戦争に参加しているアメリカは、軍需産業で経済を回す戦争国家と言えるでしょう。調査の結果、戦地に派遣された兵士の10〜30％はＰＴＳＤに悩むようになります。[126]その姿は『ランボー』や『タクシードライバー』などのハリウッド作品にも描かれています。[127]

日本では阪神淡路大震災と地下鉄サリン事件が起きた１９９５年以降から、この病気は注目を集めるようになりました。その他のＰＴＳＤの温床として虐待、ＤＶ、いじめ、性犯罪などが挙げられます。

現時点でＰＴＳＤ治療の選択肢は非常に限られています。薬物療法として抗うつ薬が処方されるのが一般的ですが、効果があるのは５人に１人程度とされています。[128]

不眠、不安などの症状に対しては、睡眠薬や抗不安薬などの対処療法が中心となります。ＰＴＳＤ患者には自殺者が多いことが知られています。退役軍人の自殺率は一般の２倍以上であり、アメリカだけで毎日22人の退役軍人が自ら命を絶っています。これは戦地で亡くなる兵士の数よりずっと大きな数字です。現代医学は、この問題に対して未だ充分な対応が出来ていません。[129]

脳のうち、恐怖を司る扁桃体《へんとうたい》や、記憶に関わる海馬はＣＢ１受容体の発現が多い部位です。エンドカンナビノイドシステムは脳に働きかけることで、ＰＴＳＤに対して保護的に機能する可能性が指摘されています。９・11のＮＹ同時多発テロ現場の近くにいた46名を対象とした研究では、ＰＴＳＤの診断基準を満たしていた24名は、満たさなかった22名と比較したときに、エンドカンナビノイドの一種である２－ＡＧの値が著しく低かったという結果が得られました。[130]

２－ＡＧはストレスを和らげる役割を担っており、この結果は２－ＡＧの基礎値が高い人の方がＰＴＳＤを発症しにくいという仮説を支持します。

・医療大麻とＰＴＳＤ

ベトナム戦争以降、ＰＴＳＤ患者には、大麻使用者が多いことが経験的に知られています。[131][132]

これは、かつては〝乱用〟とみなされていましたが、近年では大麻による〝自己治療〟

であるという見解が主流となりつつあります。実際にＰＴＳＤ患者の多くが、大麻を吸うことで不安や緊張から解き放たれること、中途覚醒なく眠れること、フラッシュバックや悪夢から解放されることを証言しています。[133]

科学的にも、大麻使用者では、ＰＴＳＤのきっかけとなった刺激に対する、ネガティブな反応が改善するという結果が得られています。[134]

病状の深刻さ、代替手段の乏しさから、２０１７年の時点でアメリカ28州で、ＰＴＳＤ患者は医療大麻の使用が認められています。[135]

また未だ合法化されていない州では、ＰＴＳＤに苦しむ退役軍人を大麻の所持で逮捕するのは人権侵害であると、盛んな合法化活動が行われています。[136]

これまでの文献的報告では、サンフランシスコのあるディスペンサリーに通う１７０人の医療大麻患者のうち19％がＰＴＳＤの定義を満たし、そのうちの２割が大麻の使用で症状が劇的に改善しました。[137]

またニューメキシコ州での医療大麻プログラムに登録されたＰＴＳＤ患者80人の重症度スコアを後ろ向きに解析したところ、医療大麻の使用に伴い、患者の症状は75％以上の改善を認めたと報告されています。[138]

一方で、2015年に発表された2200人の退役軍人を対象とした観察研究では、大麻の使用はPTSDの悪化やアルコールなどの薬物乱用、暴力傾向と正の相関が認められました（これは、重症の患者ほど大麻の自己使用が多いという可能性も考えられます）。[139]

⑨摂食障害

摂食障害は拒食症と過食症を併せた疾患で、患者の多くは若い女性です。拒食症が原因で夭折《ようせつ》したカーペンターズのカレン・カーペンターの例が示すように、最初は周囲からのちょっとした指摘をきっかけにダイエットに励むようになり、その結果として摂食障害を罹患することは珍しくないようです。

拒食症（AN）に対し大麻が期待される理論的背景として、AN患者でのエンドカンナビノイド・システム（ECS）の異常が考えられています。ベルギーのルーヴェン・カトリック大学放射線科の研究チームによると、PET検査の結果、拒食症患者ではCB1受容体の発現が脳全体で亢進していることが明らかになりました。[140]

これは拒食症によってエンドカンナビノイドの基礎値が低下している為に、受容体が代償性に過剰発現していると考えられています。もしそうだとすれば、植物由来のカンナビノイドを補うことで、症状の改善が得られる可能性はあるでしょう。

実際に大麻が食欲を亢進させることは広く知られています。がんやＡＩＤＳ／ＨＩＶ感染に対する食欲不振に対する効果は科学的に認められていますし、[141]拒食症に対しても有効性を報告する声は多く認められています。

大麻草を使った研究は存在しませんが、ＴＨＣを用いた小規模試験は良好な結果が得られています。２０１３年、デンマークの研究チームの報告では、５年以上の拒食症に苦しむ患者25名に合成ＴＨＣ（ドロナビノール）５ｍｇ／日を投与したところ、４週間の治療でプラセボと比較して０・７３ｋｇの体重増加が得られたと報告されています。[142]

また２０１７年にイスラエルの研究チームが報告した治験では、10名の慢性拒食症患者に１〜２ｍｇ／日の少量ＴＨＣを投与したところ、４週間後に７名／９名で体重の増加が得られたそうです（１名は副作用で途中離脱）。

実際の数字をみてみると、一番多い患者では１カ月で４・５ｋｇの体重増加が得られています。有望な結果と言えるでしょう。[143]

とはいえ、摂食障害の方に対して、医療大麻が手放しで推奨される訳ではありません。

その最大の理由は、摂食障害患者には高い確率で、不安障害などのその他の精神疾患が併存しているからです。大麻に含まれるTHCは、ときに不安を増悪しバッドトリップを引き起こします。1人ひとりによって、効果には差があることが予想され、取り扱いには注意が必要です。

⑩注意欠如・多動症（ADHD）

注意欠如・多動症（ADHD）とは、年齢に見合わない〝不注意さ〟、好きなこと以外に対する集中力が続かない〝多動性〟、思いついたことを即座に行動に移してしまう〝衝動性〟を特徴とし、それによって生活や仕事に問題をきたす状態です。

有病率は高く、学童期の小児の3〜7％と報告されています。大人でも人口の2％程度がADHDの定義を満たすようです。

普通の人がしないようなうっかりミスを繰り返し怒られる。どうしても計画通りに提出物が準備できない。余計な一言で周囲との軋轢《あつれき》を生んでしまう。

このような特徴のために、ADHDの方はトラブルを抱えやすく、うつや不安などの更なる問題を抱える確率が高まります。またＡＤＨＤの患者さんは、依存症にも罹患しやすいと考えられています。大麻使用者の中にもＡＤＨＤ傾向を抱える方は多いはずです。

・大麻使用は自己治療？

医療大麻という概念が広まるにつれて、従来〝乱用〟と考えられていたＡＤＨＤ患者の大麻使用は自己治療であるという説が提唱されつつあります。

実際に私の友人で、アメリカの企業に勤務していた方は、彼の落ち着きのなさに業を煮やした上司から「毎朝、大麻を一服してから出社するように」と指示され、それによって実際に症状の改善を得たと語ってくれました。

大麻がＡＤＨＤに対して治療的に作用していると感じているのは彼だけではありません。

２０１６年にデューク大学精神科の研究チームは〝5ちゃんねる〟のようなオンライン掲示板上の〝ＡＤＨＤと大麻について〟の書き込みをランダムにサンプリングし、使用者達がどのように感じているかを解析しました。[144] すると、大麻が治療的に作用するとの意見は、悪影響を及ぼすと感じている意見の3倍多いことがわかったのです。

小規模ではありますが、臨床研究も始まっています。2017年にキングス・カレッジ・ロンドンの精神科のチームが大麻医薬品であるサティベックスを用いたパイロット研究の結果を報告しています。[145]

この研究には30名の成人のADHD患者が参加し、15名ずつ、実薬（サティベックス）とプラセボに割付られ、およそ1年に渡って使用を継続しました。その後に「Qbテスト」と呼ばれる、ADHDの評価のための試験を行いスコアを比較しました。結果は統計的な有意差は認められないものの、実薬群で高い値を示しました。[146]

また、衝動性や多動性、不注意に関する有意な改善が認められました。これらの結果から筆者らは、ADHD患者の大麻使用が自己治療であるという仮説が支持されると述べています。

⑪認知症

2019年、国内で認知症と診断される方の数は約500万人。2025年には高齢者の

5人に1人が認知症になると予想されています。この領域においても大麻は可能性を秘めています。

認知症の主な症状が〝もの忘れ〟であることは間違いがありませんが、そのほかにも周辺症状（BPSD）と呼ばれる様々な問題が伴います。性格の変化、深夜の徘徊、被害妄想など、このような問題行動は記憶力の低下自体よりも厄介で、介護の手間を増やし自立した生活を困難にします。

周辺症状に対しては、抗精神病薬が用いられることもありますが、その影響で〝薬物による寝たきり状態〟になってしまう方がおられるのも事実です。なるべく本人の覚醒状態を保ってあげたいけれど投薬なしでは生活や介護が成り立たない。そういう難しい葛藤を、当事者たちは抱えています。

そのようなケースに対し本人に苦痛を与えず、かつ問題行動を予防するために、今、アメリカの一部の先進的な老人ホームでは医療大麻が使用され始めています。[147][148]

喫煙以外にもクッキーやチョコレートに大麻成分を含んだものを、オヤツに出しているという話を、私はカリフォルニアの医師からきいたことがあります（老人ホームの多くは連邦が管理する Medicare によって運営されているため、連邦法が規制する大麻の使用を表立って認める施設は少数のようです）。

医薬品としても、GW製薬のサティベックス（THC：CBD＝1：1）を使ったアルツハイマー型認知症による興奮や不穏への臨床試験が、イギリスの認知症研究を促進する慈善団体の出資で始まっています。[149]

大麻の認知症への効果はそれだけではありません。最新の研究ではなんと、大麻が認知症を予防する可能性が示唆されているのです。認知症の原因は脳細胞内にアミロイドと呼ばれるタンパク質の塊が、歳と共に汚れのように溜まり、脳に慢性の炎症を引き起こすためと考えられています。

医療大麻は、このアルツハイマー病の原因物質であるアミロイドの沈着を取り除き、アミロイドによる炎症を抑える作用があることを、サンディエゴのソーク研究所のデイビット・スクベルト教授らが2016年に発表しています。[150]

ソーク研究所の発表はマウスにおける結果であり、人間に対してどの程度有効かはまだはっきりしませんが、今後さらなる研究と臨床応用が期待される領域であることは間違いありません。

⑫ 肥満症

肥満は糖尿病、高血圧などの生活習慣病の原因となり、長期的に健康を損なう可能性があります。また自己肯定感や幸福感に直結します（医学的には肥満とは、体重（kg）を身長（m）で2回割った値（BMI）が25以上とされます。日本の女性にとって、理想のボディイメージはBMI：18程度という報告があります。これは医学的に理想とされる22よりかなり細い体型です。本項が扱うのは医学的な意味においての肥満であり、〝太っている〟と感じている方の大半は、肥満には該当しないことを強調しておきます）。

大麻には、食欲を増進させる作用があることが広く知られています。専門用語で〝マンチー〟と呼ばれますが、これは医薬品として希有かつ優れた特性です。というのは、食事が喉を通らないというのは一般的かつ辛い症状であるにもかかわらず、現代医学には有効な手立てがないからです。一方で、嗜好品として使用する場合、〝マンチー〟が食べ過ぎを助長し、肥満につながるのではないか〟という心配があります（実際に大麻の受容体をブロックする薬は食欲を減らすので、やせ薬として使用されていたことがありますが、自殺が増えて回収となったのはうつ病の項で記載した通りです）。

しかし、不思議なことに、研究結果が示したのは逆の結果でした。

21世紀初頭に、アメリカで行われた2つの疫学調査のデータを解析したところ、どちらの調査においても、大麻を定期的に使用している人の方が、まったく使用しない人に比べて、肥満の割合が3〜4割少ないという結果が示されたのです。[151]

また2006年に報告された「CARDIA study」においても、大麻の使用者に肥満が少ないことが確認されています。[152][153]

更に、2014年に報告されたカナダの調査結果では、日本人と同じモンゴロイドであるイヌイットの集団でも、やはり大麻喫煙者の方が肥満の割合が低いことが報告されています。[154]

どうやら、大麻を吸っている人の方が、吸わない人よりスリムなようです。

これはどういう理屈でしょうか?

・大麻の使用は代謝を高める?

これまでの複数の研究で、大麻ユーザーのカロリー摂取量は、非使用者と比べて多いこ

とが示されています。それだけではなく、大麻喫煙者は非喫煙者よりも運動量も少ないようです。[155][156][157]

食事は多く、運動は少ない。にもかかわらず、痩せている。となると考えられるのは、大麻が基礎代謝を活性化するということです。そして、そこには内臓脂肪から分泌される善玉ホルモン、アディポネクチンが関与していると考えられています。かつて内臓脂肪は、単にエネルギーを蓄える貯蔵庫だと思われていましたが、近年の研究でアディポカインと呼ばれる様々なホルモンを分泌する、内分泌器官としての機能も司っていることが明らかになっています。カロリーの過剰摂取により、エネルギーを蓄え過ぎた脂肪細胞が肥大化すると、脂肪細胞はTNF－αやMCPと呼ばれる悪玉ホルモンを多く分泌するようになり、一方でアディポネクチンと呼ばれる善玉ホルモンの分泌は低下します。悪玉ホルモンは、全身に顕微鏡レベルの慢性炎症を引き起こし、糖尿病や高血圧などの生活習慣病の原因となると考えられています。[158]

大麻草には抗炎症作用があり、この悪玉ホルモンによる慢性炎症を抑え、善玉ホルモンの分泌を再活性化する可能性があります。このアディポネクチンの活性化は、骨格筋の基礎代謝を上昇させることが知られています。[159][160]

慢性炎症が抑えられ、アディポネクチンの分泌が増え、筋肉の基礎代謝が向上することで、肥満が改善される。これは見た目の問題だけでなく、生活習慣病の予防に繋がると考えられています。

２０２０年に報告されたアメリカの研究でも、大麻を吸っている高齢者の方が吸わない高齢者よりも運動量が多く、痩せているという結果が報告されています。〔161〕大麻を吸う人はだらしなく不健康というのは取締りのために作られたイメージなのかもしれません。

⑬糖尿病

糖尿病は文字通り、尿の中に糖分が含まれる病気です。なぜ尿と一緒に大切な糖分が排泄されるようになってしまうのか？　それは過剰に摂取した栄養を、身体がもうこれ以上は吸収できないからです。食事から摂取した糖分は、小腸から吸収され血液中に入ります（血液中の糖分量を血糖値といいます）。この糖分は全身の細胞の中に取り込まれ、エネルギーとして利用されるのですが、この血液から細胞へ、糖分が入っていくときの〝入場係〟の仕事を担うのが、すい臓で作られる「インスリン」と呼ばれるホルモンです。糖尿病の患者さんでは、このすい臓が過労で具合が悪くなったり、糖を取り込む細胞のゲートが開きづらくなったりしています（これを専門用語で〝インスリン抵抗性が上がる〟と言います）。

その結果、本来は血液中から細胞に取り込まれるはずの糖分が、血中に留まったままとなり、行き場がなくなって尿から体外に捨てられるのです。そのために、糖尿病の患者さんの血糖値は常に高い状態になります。想像してみてください。本来、水が流れるべき水道管の中をずっとオレンジジュースが流れているような状態です。だんだんと管の中がベタベタしてくると思いませんか？　そのせいで糖尿病の患者さんの血管は、長年かけて細い血管から順に、少しずつ詰まっていきます。そして最終的に、①神経障害（しびれと感覚障害）、②網膜症（失明）、③腎障害（進行すると人工透析）などの三代合併症や、心筋梗塞、脳梗塞などの比較的太い血管の病気を引き起こすのです。

糖尿病の治療は大きく、①糖尿病自体の予防（食事療法、運動療法）、②血糖をコントロールし合併症を予防（経口血糖降下薬、インスリン）、③発生した合併症への治療（腎不全に伴う透析など）にわけることができます。医療大麻はこれら全ての領域で有効ではないかと考えられています。

・医療大麻と糖尿病予防

肥満はインスリンの効きを悪くしますが、これは痩せることによって改善されます。先程述べた通り大麻は基礎代謝を高め、肥満を改善してくれる可能性があります。それはつまり、大麻が糖尿病を予防する可能性があるということです。

・医療大麻と血糖コントロール・合併症予防

糖尿病治療の基本は血糖値を正常に保ち、神経、腎臓、目などの合併症を予防することです。これまでに複数の研究で、大麻の使用がインスリン抵抗性を改善し、血糖維持に役立つ可能性が指摘されています。[162]

２０１３年にＡＭＪに報告された疫学研究では、大麻使用者の方が痩せており、かつインスリン抵抗性の値が17％低かったことが明らかになっています。[163]

また２０１４年にカナダのイヌイットを対象とした調査でも、やはり同様に大麻喫煙者の方が痩せており、インスリン抵抗性が２割ほど低いことが明らかになっています。[164]

これは体重減少に付随する影響だと思われますが、大麻が持つ抗炎症作用や抗酸化作用自体も、糖尿病の合併症を予防するのに一役買っていると考えられます。

たとえばＣＢＤは糖尿病患者において、ＴＮＦ－α、ＶＥＧＦ、酸化ストレスなどを減らし、網膜の血管透過性の亢進と炎症を抑え、糖尿病性網膜症の発生を予防する可能性があることが指摘されています（動物実験）。[165]

・医療大麻と糖尿病合併症治療

そして糖尿病の進行によって発生した合併症の治療にも、医療大麻は有用と考えられています。ＣＢＤは抗炎症、神経保護作用を有しますが、たとえばこれは合併症の１つである脳梗塞の治療薬として有望視されています。実際にラットを用いた実験では、ＣＢＤの投与下では、脳梗塞のダメージを30％ほど減少させることが出来たとのことです。[166][167]

また、大麻が糖尿病による神経痛を緩和する可能性も指摘されています。

２０１５年にカリフォルニア大学から報告された研究では、16名の痛みを伴う糖尿病性ニューロパチー患者に大麻とプラセボを投与したところ、大麻は用量依存性に痛みを緩和

するという結果が得られました。［168］［169］

このように、医療大麻は糖尿病患者さんに対して、一石三鳥とでも言うべき幅広い恩恵をもたらす可能性があります。今後、より一層の研究の進歩が期待されます。

⑭高血圧、心疾患

高血圧で病院に通っている患者さんの数は国内で１０００万人、日本高血圧学会によると未治療患者を含めると４３００万人の方が高血圧であるとされています。

血圧とは、心臓というポンプが血液を身体の隅々に送るときに、血管というパイプにかかっている圧力のことです。収縮期（上）１４０ｍｍＨｇ、拡張期（下）90ｍｍＨｇ以上が高血圧とされています。

血圧が高いこと自体は基本的には症状を引き起こしませんが、高血圧状態を長期間放置すると血管が劣化し、脳梗塞や心筋梗塞などの〝血管病〟を発症するリスクが高くなることが知られています。そのため、高血圧の患者さんは、減塩や運動、降圧薬の内服などにより降圧治療が勧められます。

大麻を使用すると、目が充血して赤くなります。これは大麻に毛細血管を拡張させる作用があることを示しています。末梢《まっしょう》の血管が開くと、理論上は血圧は低下します。大麻が作用する受容体は末梢血管にも存在しており、エンドカンナビノイドシステムは、降圧治療のターゲットになる可能性が指摘されています。[170][171]

大麻使用が血圧に与える急性の影響は、非常用者と常用者で異なるようです。非常用者では、喫煙直後には一過性の心拍数の増加と血圧の上昇をもたらし、その後マイルドな血圧の低下を引き起こします。一方、大麻に耐性がついた常用者では使用直後の一過性の血圧上昇は消失し、使用直後から心拍数の低下と血圧の低下が起きるようです（タバコにおいても、非喫煙者が使用する場合は〝ヤニクラ〟と呼ばれる血管収縮によるめまいのような症状が出現しますが、吸い慣れてくると無くなることを思い出して頂くといいかもしれません）。[172]

大麻使用者の間では、大麻の使用によって血圧は下がるという意見が圧倒的に多いようです。DEBATE.ORG というサイトでは〝大麻は血圧を下げることができるか？〟という質問に対し、「イエス」と「ノー」が88：12の比率で寄せられています。[173]

一方で疫学研究では、逆の結果が示唆されています。２００５年から２０１２年のアメリカ人のデータベースを利用した研究では、アクティブな大麻ユーザーは、大麻を一度も使用した事がないグループと比較すると、収縮期血圧が少しだけ高かったと報告されています。

しかし、論文の内容を検証してみると、2つのグループ間に見られた収縮期血圧の差は、わずか〝1・6mmHg〟です（拡張期血圧に関しては有意差がありませんでした）。この違いが健康に与える影響は無視していい程度でしょう。[174]

このような結果を総合すると、大麻の血圧に与える影響は小さいと考えるのが妥当ではないかと考えられます。

・大麻と心疾患のリスク

そもそも、高血圧を治療した方がよいのは、心筋梗塞や脳卒中になる確率を減らせるからです。それでは大麻を使用すると心筋梗塞は増えるのでしょうか？　それとも減るのでしょうか？

大麻の使用はときに、脈拍数の増加をもたらします。それはつまり、大麻が心臓にある程度の負荷をかけることを示しています。

この負荷は健康な人には問題となりませんが、心臓疾患の患者さんでは大麻の使用が急性心筋梗塞のトリガーになり得る可能性が指摘されています。ある研究では、心疾患の既往のある患者では大麻の使用から1時間以内は、心筋梗塞などのイベントが発生する確率が4・8倍高かったと報告されています。[175]

一方で疫学的な調査に関しては、大麻と循環器疾患の関連は薄いようです。2006年にAmerican Journal of Cardiology に報告された、3617人の疫学調査(CARDIA study)の結果、大麻の使用が脳梗塞や心筋梗塞を増やすということはありませんでした。[176]

2018年にはフィラデルフィアのアインシュタイン・メディカルセンターの研究チームから、18~55歳の大麻使用者の循環器疾患のリスクは、非使用者と比べて、1・1倍という結果が報告されていますが、疫学研究における1・1倍という数字は、因果関係を示すには小さい値です(たとえば、タバコの喫煙者が肺がんになるリスクは、非喫煙者と比べて14倍という結果が得られています)。[177][178]

心筋梗塞や心不全の既往がある患者さんは医療大麻の使用に際しては気をつけるべきですが、それ以外の健康な人においては、心臓への負担は気にする必要はないでしょう。

⑮喘息

喘息とは、空気の通り道である気管支に慢性の炎症が生じ、狭窄《きょうさく》や過敏状態となる病気です。なんらかの刺激によって、発作性の呼吸困難や咳を引き起こします。

喘息の薬物療法は、発作が起きないように日頃から炎症を抑える〝コントローラー〟と、発作が起きた際に症状を緩和するための〝リリーバー〟に分類されます。コントローラーの領域では過去十数年の間に、吸入ステロイドとβ刺激薬と呼ばれる薬を配合した新薬が開発され、これによって喘息関連の入院や死亡は減少しました。

一方、大麻草もかつては喘息の治療薬として世界各地で使用されていました。

古くは紀元前1550年頃にエジプトで書かれたパピルスにも記録が残っていますし、日本でもかつて喘息の治療薬として利用されていた歴史があります。1920年代、大麻が規制される前のアメリカでも鎮咳薬として使用されていたそうです。[179]

現代医学が喘息に対する大麻の有効性を科学的に〝再発見〟したのは1970年代のことでした。カリフォルニア大学ロサンゼルス校（UCLA）の呼吸器内科学教授、Dr.・ドナルド・タシュキンは人工的に喘息発作を誘発させた8名の患者に2%THCの大麻とプラセボ（偽薬）を投与し比較しました。するとプラセボを使用したときは発作が治まるのに30～60分かかりましたが、大麻を吸入した時は発作は速やかに改善しました。[180]

しかし好意的な結果が示されたにもかかわらず、その後、人を対象としたこの領域での臨床研究は法的規制の関係から行われていないようです。

⑯膠原病・リウマチ性疾患

膠原病《こうげんびょう》とは、筋肉と皮膚の間や、臓器と血管の間などの〝結合組織〟と呼ばれる組織に自己免疫による慢性的な炎症が起きる病気です。最も馴染みがあるのは〝関節リウマチ〟ではないかと思います。

これは関節の滑膜《かつまく》と呼ばれる膜に炎症が起きる病気で、手の指や足の指から始まり、進行すると手首、肘、膝などの大きな関節も侵されます。患者さんは関節炎によるこわばりや痛みに加え、慢性の炎症による微熱や倦怠感《けんたいかん》を抱えながら生活することになります。

膠原病は本来、身体の外から侵入してくる細菌や寄生虫、ウイルスなどの外敵から身を守る為の免疫系が、誤って自分の身体に対して牙を向け始めるという共通点があります。

治療にはステロイドが用いられるのが一般的で、これは非常に効果のある薬なのですが、ステロイドに可能なのは炎症を抑え、病気の勢いを和らげることであり、病気の原因を取り除くことではありません。

多くの場合、患者さんは長期間にわたって、ステロイドを内服し続けることになり、中には副作用に苦しむ患者さんが出てきます。

ステロイドの長期内服には、免疫力の低下、糖尿病、骨粗鬆症《こつそしょうしょう》、皮膚症状、肥満、ムーンフェイス、緑内障、白内障、大腿骨頭壊死《だいたいこっとうえし》、精神症状など、多様な問題が伴う可能性があります。

・医療大麻と膠原病

ステロイドと同じく大麻にも抗炎症作用が認められます。合法地域では、実際に多くの患者さんが膠原病に対して、医療大麻を使用しているようです。次ページの図は、２０１９年の欧州リウマチ学会議にて CreakyJoints という患者団体により発表されたデータです。[181]

医療大麻を試したことがありますか？

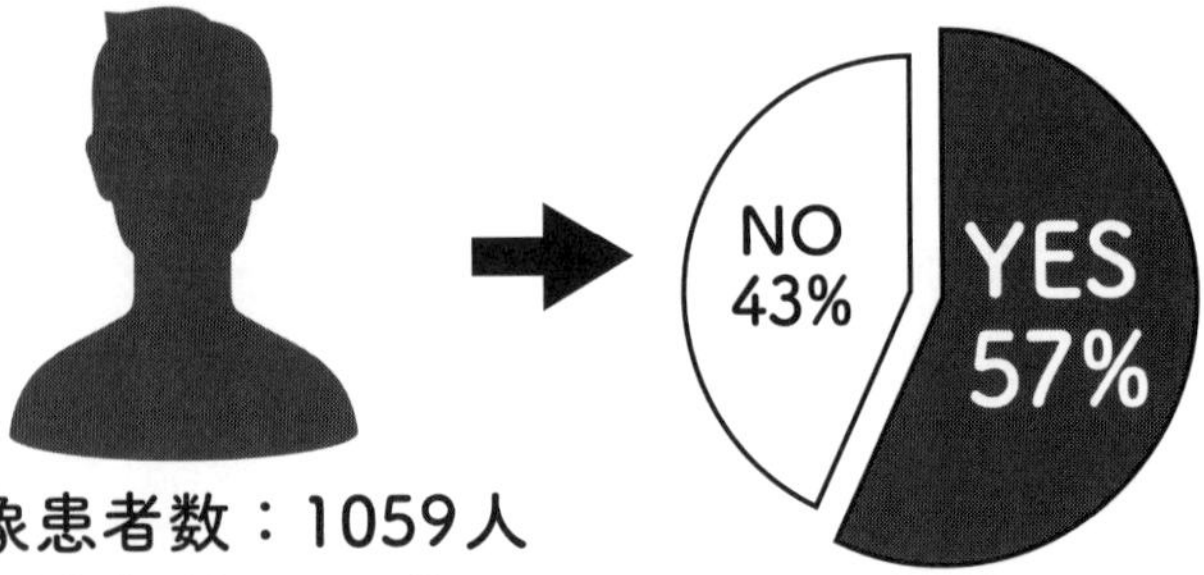

対象患者数：1059人
平均年齢：57歳

主な使用理由は？

- 痛み
- 不眠
- リラックス効果
- 気分の落ち込み
- 吐き気
- 身体機能の低下
- 倦怠感

など…

医療大麻を使用した結果

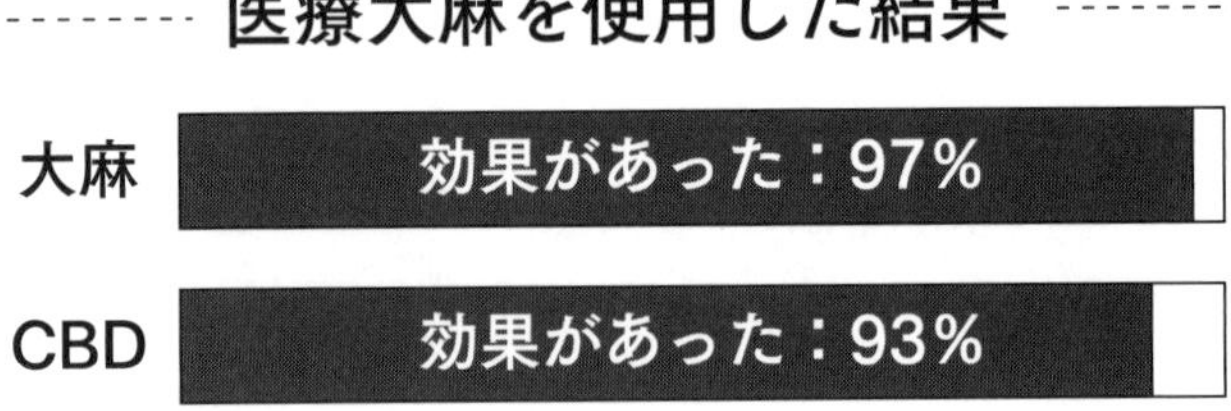

欧州リウマチ学会議，CreakyJointsによる発表を基に作成

調査は１０５９人の患者を対象に行われました。うち関節リウマチが46％、変形性関節炎が22％で多数を占め、他には線維筋痛症、乾癬《かんせん》性関節炎、強直性脊髄炎などの患者さんが含まれました。平均年齢は57歳で、診断からの罹病期間は平均して14年と、長期罹患の患者さんが主でした。

回答者の57％が大麻草やＣＢＤ製剤など、何らかの医療大麻を試したことがあると答えました。

彼らが改善を期待した症状は、痛みと関節の腫れだけではありませんでした。不眠、うつ、吐き気、リラックス目的、疲労感、運動機能改善を対象に使用したという回答がありました。

その結果、大麻草使用者の97％が、ＣＢＤ使用者の93％が、何らかの症状の改善が得られたと回答しています。

医薬品としては、ＴＨＣ：ＣＢＤ＝１：１で含む経口スプレー製剤であるサティベックスが、関節リウマチに伴う安静時の痛み、動作時の痛み、睡眠を、いずれもプラセボと比較し著しく優位に改善するという結果が、２００６年に報告されています。[182]

⑰緑内障

眼球の中では常に房水《ぼうすい》という水が作られ、作られたのと同じ量だけ吸収されています。なんらかの理由で、この房水の吸収が悪くなると、眼球内の圧力が高くなります。その圧により視神経がダメージを受け視力障害を引き起こすのが緑内障という病気です。治療としては眼圧を低下させることが重要であり、そのために点眼薬や、レーザー治療、手術などが行われます。

先述のロバート・ランドール氏の功績により、緑内障に対して大麻が有効であることは民間では広く知られていますが、それを裏付ける科学的研究は、未だ充分には行われていると言い難い状況です。

大麻と緑内障に関する学術報告は、2018年までで78本存在します。ランダム化試験に関しては小規模なものが4本行われています。いずれもプラセボとの比較試験で、標準治療との比較研究は存在しませんでした。投与方法としては大麻の喫煙が1報、点眼が2報、舌下スプレーが1報でした。

1報目は1980年、ハワード大学の眼科医であるメリットらによる、18名の患者を対象としたＴＨＣ２％の大麻喫煙の研究です。喫煙後90分で平均して６・６ｍｍＨｇの眼圧低下が得られました。しかし同時に、精神作用や血圧低下などの副作用が認められたことが問題視されました（眼圧低下を主作用とすると精神作用は副作用になります）。[183]

この副作用の問題を解決するために、メリットらは翌１９８１年に、６名の患者を対象に大麻成分を含有する点眼オイル（ＴＨＣ：０・１％ or ０・０５％）を作り、眼圧を下げる効果があるかどうかの実験を行いましたが、こちらは有意な眼圧低下に至りませんでした（６名中４名が外科手術後だったことも影響があるかもしれません）。[184]

２００１年になり、イタリアの神経薬理学者であるポルセラらが８名の緑内障患者を対象に、大麻成分を模した合成カンナビノイド（ＣＢ１受容体作動薬）点眼薬を用いた試験を行いました。結果、20～30％程度の眼圧低下が観察されました。[185]

またＧＷ製薬の出資で行われた２００６年の英国・アバディーン大学眼科のトミダらの研究では、６名の緑内障患者を対象に①プラセボ、②ＴＨＣ５ｍｇ、③ＣＢＤ20ｍｇ、④ＣＢＤ40ｍｇを順に内服させ、眼圧にどのような影響があるかを観察しました。すると、ＴＨＣ５ｍｇで14％の低下が認められましたが、一方のＣＢＤ40ｍｇで６％の眼圧上昇が確認されました。[186]

この結果から、緑内障患者がCBDを服用するときには注意が必要と考えられています。これらはいずれも症例数の少ない、医師主導での研究です。カナダおよびアメリカの学科学会は緑内障の治療として大麻を使用することを推奨していません。

処方箋医薬品としての認可を求める場合に行われる大規模試験が行われない限り、〝充分なエビデンスがある〟と言える状況には至らないことを考えると、今後も医療大麻は緑内障に対しては、民間療法の域を出ない可能性が高いでしょう。

⑱多発性硬化症・痙性

多発性硬化症（MS）は脳や脊髄などの中枢神経が、原因不明の炎症によってダメージを受け、様々な症状が出現する病気で、再発と寛解《かんかい》を繰り返すのが一般的です。日本では珍しいのですが、緯度が高い国（欧州北部や北米）では頻度の高い病気です。MSは以下のような様々な症状を引き起こします。

知覚変化、疲労、認知機能低下、痛み、視力障害、脳幹障害（ふらつき、めまい、吐き気、複視など）運動機能障害（痙性《けいせい》、運動失調、ふるえ、筋力低下など）、精神症状（不安、うつなど）、消化器症状、膀胱《ぼうこう》機能障害、不眠、発作的症状（けいれんなど）……

現時点では、それぞれの症状に対して、それぞれの治療薬が処方されます。結果的に患者さんの薬の種類は増えていきます。多剤内服は、専門用語で〝ポリファーマシー〟と呼ばれ、様々な弊害を引き起こすこともあります。

・痙性と医療大麻、サティベックス

数ある症状の中で〝痙性〟はメジャーな障害の1つです。

痙性とは筋肉が過剰に興奮した状態が続く麻痺の一種です。MSの患者さんでは、罹患年数と共に頻度と重症度が増悪していきます。この痙性に対してGW製薬が製造販売しているTHC：CBD＝1：1の医薬品、〝サティベックス〟は2010年での英国での承認を皮切りに、欧州約30カ国で医薬品としてMSの痙性に対する治療薬として病院で処方されています。

痙性を和らげる目的でサティベックスを用いた患者では、痙性以外に痛み、不眠、排尿障害、失禁の改善が得られました。これらの症状はこれまでは別個に扱われていましたが、サティベックスという単一の治療薬が効果を示すこれらの症状を〝痙性＋症候群〟として、一括りにして扱おうというアイデアが提唱されています。[187]

痙性を引き起こす病気はＭＳだけではありません。同じく痙性を伴う脳梗塞の後遺症、事故での脊髄損傷やＨＴＬＶ－１関連脊髄症（ＨＡＭ）でも今後、医療大麻・カンナビノイド医薬品の有効性が検証されていくでしょう。

日本でも実際に多発性硬化症に対して医療大麻を使用し逮捕された方がおられます。

長崎県在住の勝木智さん（35歳）はある日、右半身だけが痺れる症状が出現し病院へ受診しました。詳しい検査の結果、多発性硬化症と診断されステロイドパルス療法を受けましたが、効果は乏しいわりに、不眠などの副作用に悩まされることになりました。

何か他に手段がないか自身で調べて辿り着いたのが大麻でした。実際に喫煙してみると、痺れが和らぎ、身体のこわばりがとれ、生活が非常に楽になったそうです。[188]

しかし２０２０年の９月、大麻取締法違反で逮捕され懲役２年６カ月、執行猶予３年の判決を受けます。裁判で医療目的を訴えるも、考慮されなかったとのことです。有効な治療手段があるにもかかわらず、生まれた場所によってアクセスが許されないというのは深刻な人権侵害であると私は改めて強く感じました。

⑲筋萎縮性側索硬化症（ALS）

ALSは神経細胞が傷害されることによって、全身の筋肉が痩せおとろえていく病気です。患者さんは徐々に日常生活が制限されるようになり、およそ数年で人工呼吸器が必要な状態となります。

日本だけでも毎年1000~2000人が、新たにALSと診断されています。治療薬としては唯一、リルゾールという薬が販売されていますが、効果は限定的であり、根本的な治療法は存在しません。

ALSのメカニズムは未だはっきりしませんが、酸化ストレスによる傷害に加え、炎症、グルタミン酸の過剰、ミトコンドリアの機能不全、異常タンパクの蓄積などの様々な因子が複合的に関わっているようです。THCを始めとした大麻草に含まれるカンナビノイドには、

①炎症性サイトカインを抑制し、神経系での炎症を抑える効果があること
②強力な抗酸化物質であること
③グルタミン酸の分泌を抑制し、GABAを活性化することで抗グルタミン酸作用があること

が報告されています。①〜③はいずれも、ALSの発症メカニズムと関係があると考えられています。この共通点に着目したRamanらは2004年に、モデルマウスにTHCを投与したところ、運動機能の低下を遅らせ、寿命が延長することを報告しました。[189]
また2014年にMorenoらはサティベックスがALSモデルマウスの病気の進行を遅らせ、寿命を延ばしたと報告しています。[190]
ワシントン大学のGregory Carter博士は、実際のALS患者の大麻使用状況に関しての調査を行い、多彩な症状の緩和に有効であることを確認しています。[191]
またAmtmannらの2004年の調査では、ALS患者131人のうち13人（10%）が大麻草を使用しており、鎮痛、うつの軽減、食欲の回復、筋緊張と痙攣の緩和、睡眠の改善、よだれがこぼれるのが減ったなどのメリットがあったと報告しています。[192]

大規模比較試験は未実施ですが、多発性硬化症やＨＩＶなどのその他の疾患での研究成果を考慮すると、ＡＬＳ患者においても同様に、症状緩和という点では大麻草には多彩な効用が期待されます。

⑳高齢者医療

若者は煙をくゆらせ高齢者は眉をひそめるというのが、これまでの大麻のイメージでした。けれど実際に近年の大麻に関する研究結果を眺めていると、高齢者医療の領域で医療大麻が役に立つという論文が数多く認められるのです。

カリフォルニア大学サンディエゴ校の老年医学の研究室が２０２０年に報告した調査では、クリニックに通院する65歳以上の高齢者５６８名を対象に大麻使用の実態に関する匿名のアンケート調査が行われました。[193]

その結果、なんと回答者の15％が過去3年以内に大麻を使用していたのです。およそ半分はＣＢＤ製品の使用者でした。78％が医療目的のみに使用していると回答し、多い症状は、痛み・関節炎（73％）、不眠（29％）、不安（24％）、うつ（17％）でした。使用方法については喫煙は30％に留まり、ぬり薬としての使用と、ティンクチャーとしての使用が35％ずつでした。

有効性に関しては、4分の3以上の患者さんが高い効果を実感し、ほとんど副作用も生じていないと回答しました。大麻製品の使用を報告した患者さんの61％が、還暦を過ぎて初めて大麻を手に取ったと答えました。これらの高齢者が、依存などの問題行動に陥りづらいことは過去の報告からも明らかです。

またアイオワ大学の医療政策学教室の研究チームは、コロラド州とイリノイ州の医療大麻プログラムに参加する高齢者（60歳以上）139名を対象に、無記名のアンケート調査を行いました。すると週に1～4日大麻を使用する人は、使用しない人より生活の質（QOL）が高いことが明らかになりました。また週に5～7日、大麻を使用する人は更に高い満足度が認められました。[194]

一度刷り込まれたネガティブなイメージを払拭するのは簡単ではありません。しかし少なくとも、医療用途に関しては高齢者の意識変化を示す研究結果も報告されています。[195]

コロラド州で大腿骨の人工骨頭置換術を受ける高齢者555名に、手術前に医療大麻に関するアンケートを行ったところ、既に使用していると回答した患者が20・2％認められました。また全体の75％はお医者さんが大麻を処方するなら、喜んで使用すると回答しました。全体の77％が医療用大麻は合法化されるべきだと考えていました。

医療大麻の合法化は、様々な痛みや症状を抱える高齢者に選択肢を増やすことに繋がります。

超高齢化社会が到来している日本でも、大麻を合法化することでより多くの恩恵を得られるのは若者よりも高齢者なのかもしれません。

❺章　CBDの適応と可能性

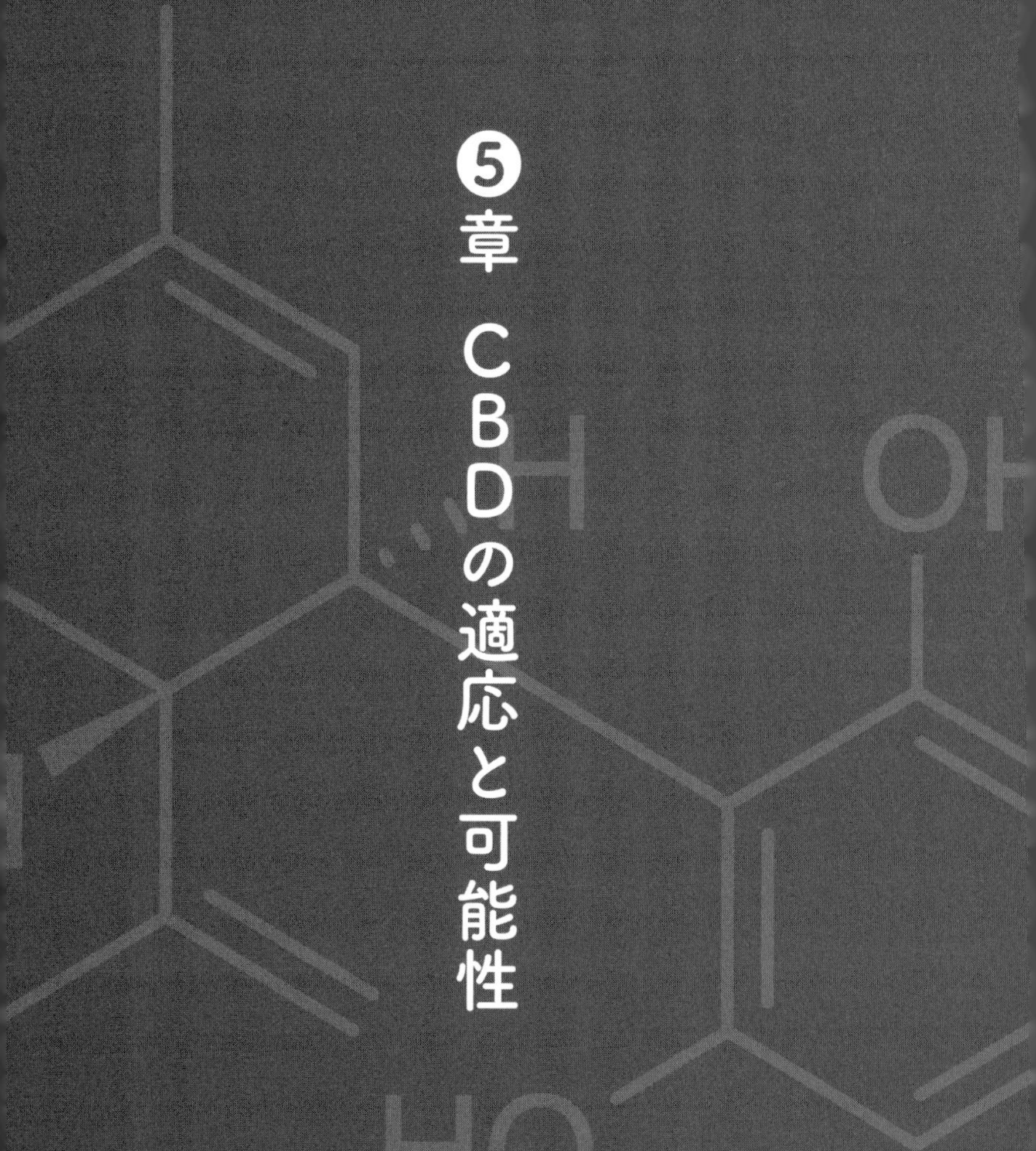

前章ではTHCを含む大麻草がどのような病気に対して効果が期待できるのか解説しました。しかし残念ながら、日本国内では使うことができません。現時点で皆さんが手に取ることができる医療大麻がCBDです。

CBDの医学的な有用性も科学的な評価が進んできています。本章では現時点で人体での研究が進んでいるものを、内容と共に紹介したいと思います。

誰が何のためにCBDを使っているのか？

そもそもCBDは誰がなんのために使っているのか、アメリカの世論調査会社、ギャラップが2019年8月に報告したデータをもとに紹介したいと思います（左図）。[196]

全体では、アメリカ人の14%が何らかのCBD製品を使用していました。細かく見ると若者ほどCBDを使っている人が多いことがわかります。これはCBDの大きな特徴と考えていいでしょう。というのは健康食品やサプリの大半は、高齢者をターゲットとしているからです。

アメリカ人のCBD使用者層

（ギャラップ社による調査を基に作成）

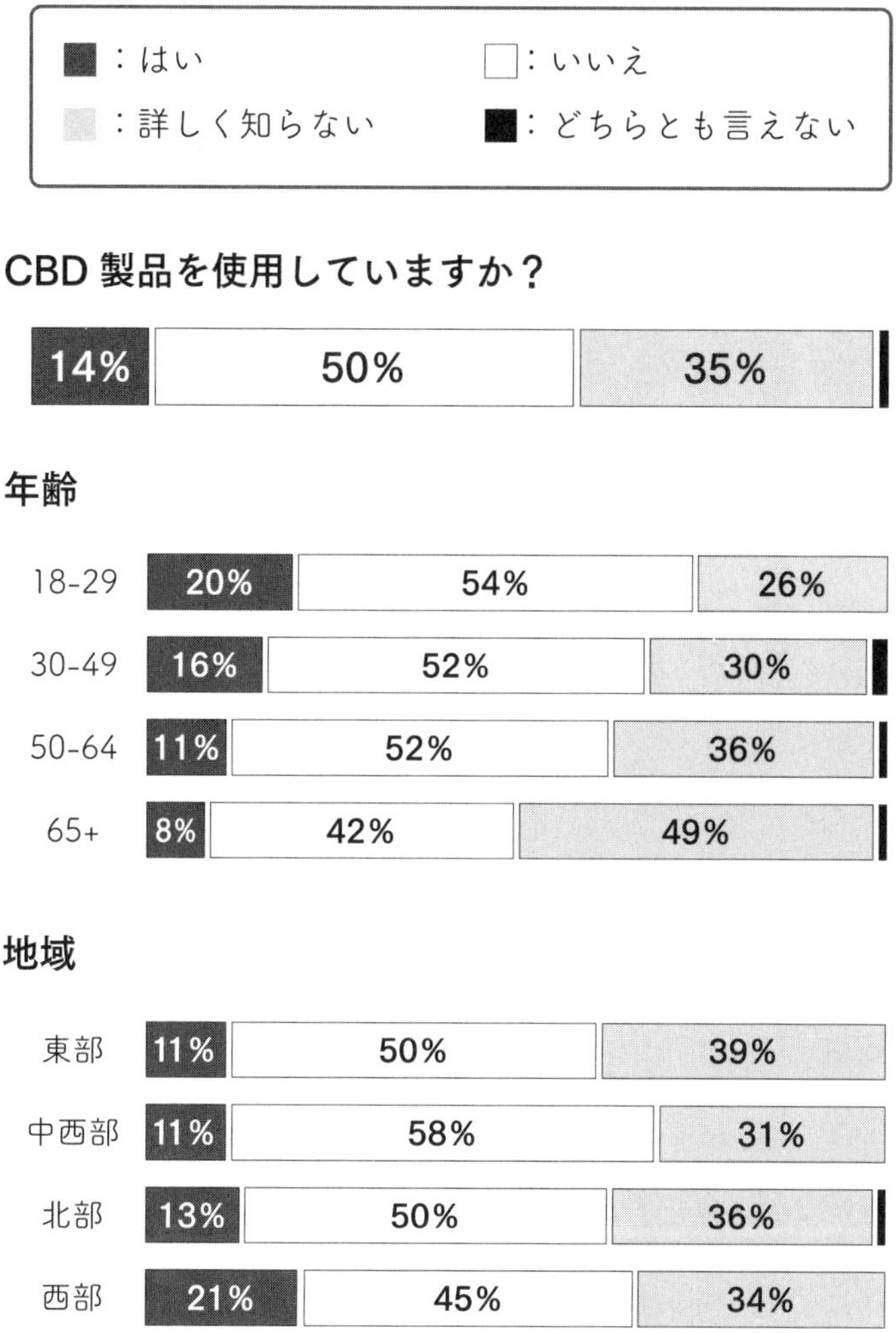

じゃあ高齢者はダメなのか？　というとそんなことはありません。実際に今アメリカでCBD売上の伸びが著しいのが高齢層です。CBD＝大麻ということで、最初は抵抗があった世代が徐々に理解を示しつつあるのがアメリカの現状と言えるでしょう。

地域比較では西海岸が強いようです。これは大麻に対して寛容な土地柄というのが大きいでしょう。政治的には西海岸はリベラルです。これを日本で当てはめてみると、読売新聞を買っている人よりも朝日新聞の読者の方がCBDに好意的なはずです。実際に朝日新聞では大麻に対して好意的な記事が多く、読売新聞では批判的な記事が目立ちます。

どんな症状に対してCBDを使っているのかを多い順に並べると、まずは痛み。これが40％です。その次に不安が20％。不眠が11％。関節痛、これは肩、腰、膝の痛みだと思いますが、これが8％、頭痛が5％、ストレスに対してが5％。筋肉のけいれんが4％、健康増進、メンタルヘルス、気分転換、うつ、スキンケア、ペットに対して、消化器症状、炎症性疾患という順番で使っている人が多いようです。

カリフォルニア州のがん治療センターで、CBDを飲んでいる人に対して「あなたはなぜCBDを飲んでいるのですか？」と質問すると、63％が痛み、43％が不安、32％が不

CBDがよく効く症状

（Jamie Corroon BMC Family Practice 2019より作成）

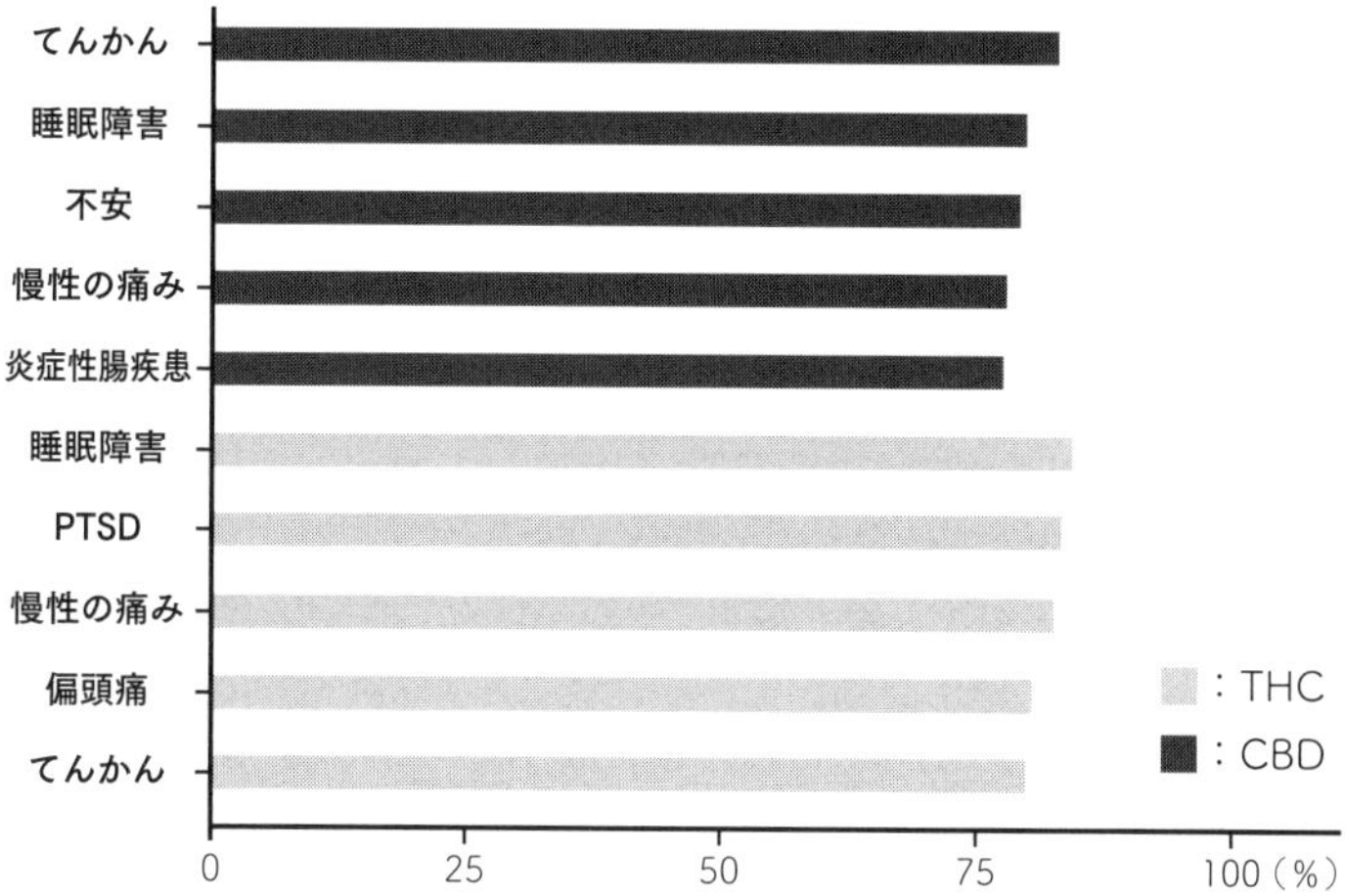

眠、20%がうつに対して使っていると答えました。[197]

また上の図にあるカリフォルニア州のナチュロパシー医であるジャミー・コルーン博士による、医療大麻の販売者を対象としたアンケート調査で、ＣＢＤがよく効く症状として挙げられたのは、てんかん、不眠、不安、痛み、炎症性腸疾患（潰瘍《かいよう》性大腸炎・クローン病）でした。

この調査でもＣＢＤを勧める目的として多いのは、痛みと炎症の軽減が1位で、不安が2位でした。[198]

ＣＢＤがどのような症状に使用されているか一言で説明するなら、痛み、不安、不眠、うつ、と言えるでしょう。

①てんかん

現時点で、ＣＢＤの研究が最も進んでいる病気はてんかんです。脳内に異常な電気信号が発生することで、けいれん発作を繰り返すこの病気は日本に１００万人ほどの患者さんがいると言われています。そのうち３割の患者さんが、抗てんかん薬を飲んでいても発作が出現する〝難治てんかん〟と言われています。

このてんかんのうち、ドラベ症候群とレノックス・ガストー症候群、結節性硬化症に伴う難治てんかんという病気に対し、エピディオレックスというＣＢＤ製剤が、医薬品としての承認を得ています（先述）。

どの病気においても、その他の薬で発作が抑えられなかった難しい患者さんだけを対象とし、発作の回数を半分に減らしました。また１割くらいの患者さんでは発作が完全に消失しました。[199]

てんかんの発作には様々なタイプがあるのですが、いずれのタイプの発作に対してもＣＢＤは効果がありました。[200] 一部の患者さんで眠気、食欲低下、下痢、軽度の肝障害などが認められましたが、命に関わるような重大な副作用は報告されていません。

日本で流通しているＣＢＤに同じような効果があるかどうかについては、２０１７年にメキシコのモンテレイ工科大学から報告されたアンケート調査で期待できる結果が報告されています。[201]

メキシコはアメリカとの文化的なつながりが強いため、この国でもＣＮＮの『ＷＥＥＤ』というドキュメンタリー番組の反響は大きく、難治てんかん患者をもつ家族はＣＢＤ製剤に期待しました。

しかしメキシコ国内ではＣＢＤ製剤は製造されていないため、アメリカ国内から輸入することになります。その購買者43名のてんかん患者のインターネットアンケート調査の結果をまとめたところ、81％の患者さんでけいれん発作の減少を認めました。

特に7人（16％）の患者さんでは、発作が完全に消失しました。またけいれん発作以外の、生活の質に関しても、多くの家族が機嫌のよさ、注意力の改善、意思疎通、睡眠のリズムや食欲に関して、ＣＢＤの服薬開始後の方が改善していると感じていました。

この調査で使用されたＣＢＤ製品は、日本国内で流通しているサプリメントと同じような規格ですので、日本で流通している製品もてんかんに対し、一定の効果はあると考えられるでしょう。実際に我々が行っている追跡調査について、8章で紹介します。

②痛みを伴う疾患

昨今、クリームやバーム、ロールオンなどの肌に塗るタイプのＣＢＤ製品をよく見かけるようになりました。ＣＢＤの塗り薬は、皮膚や筋肉、神経由来の痛みや炎症に対しては効果がある可能性があります。

ポーランドの大学病院の顎《がく》関節症専門センターによると、顎関節症に伴う顔面の痛みに対して、７％のＣＢＤオイルを１日に２回、肌に塗ったところ、プラセボを使用した群と比較し有意に筋緊張の低下と痛みの軽減が得られました。[202]

ＣＢＤを投与した群では、痛みが５・６↓１・６７まで、約70％改善したのに比べて、プラセボを投与したグループでは、５・１↓４・６と軽度の改善に留まりました。この結果から、ＣＢＤを皮膚に塗った場合も、筋肉の緊張を和らげ、痛みを軽減する作用があると推測することができます。

日本で流通している塗布剤に近い濃度の製剤については、サンディエゴのスクリップス・マーシー病院の研修医である Xu DH らが貴重な報告を挙げています。[203] この研究では、抹消神経痛の患者さん29名を２群に分け、０・３％のＣＢＤオイルとプラセボを投与し、効果の違いを比較しました。すると、この研究でもCBDを使用した方が有意に痛みが軽減しました。塗り薬は、血中に移行しないので副作用の恐れが低く、安全な治療選択肢と言えます。筋肉や神経の痛みに対して、従来の湿布や塗り薬の効果がない場合には、使用を検討する価値があると考えられるでしょう。

③不安障害

CBDの効果が期待される病気に不安障害があります。不安自体は誰にでもありますが、この不安が過剰になり生活に差し障りが出た状態を不安障害と呼びます。不安障害は、様々なことが心配になって仕方がない〝全般性不安障害〟や、特定のなにかに対して不安を感じる〝恐怖症〟、発作的に不安がやってくる〝パニック障害〟などに分類できます。

「狭いところが苦手でエレベーターに乗れない」「人前で喋ろうとすると、緊張し過ぎて気分が悪くなる」「歯が痛いけれど、怖くてどうしても歯医者さんに行けない」「電車に乗ると急に動悸《どうき》がして、目的の駅に辿り着く前に降りてしまった」……。

こういうのは、不安障害の一種です。薬物療法としては、一般的に抗うつ薬（SSRI、

ＳＮＲＩ）やベンゾジアゼピン系の抗不薬が使用されることが多いのですが、ＣＢＤを併用したり、代用する可能性が検討されています。２０１１年に報告された報告によると、極度のあがり症（社会不安障害）の患者さん24名と健常者12名を対象に、ＣＢＤを６００ｍｇもしくはプラセボを摂取してからスピーチをしてもらうと、ＣＢＤを飲んだ人は健常者と同じようにスピーチができたという結果が得られています。[204]

その他の不安障害に対しても有効性が期待できるはずです。

④統合失調症（精神分裂病）

統合失調症の典型的な症状は「妄想」と「幻覚」です。古来、預言者やシャーマンのような「神託」を受け崇められた人々は、現代の基準で言えば統合失調症と診断されるのではないかと思います。

脳内の興奮物質であるドーパミンを増やす薬（覚せい剤）を使用すると、統合失調症に似た症状が誘発され、逆にドーパミンの作用をブロックする薬が統合失調症の陽性症状（幻覚、妄想など）を抑えることから、統合失調症は脳内のドーパミンの過剰が原因で発症すると考えられ、ドーパミンを抑える薬が処方される傾向があります。しかし人間の快楽を司るのもドーパミンですし、身体を動かす際の制御系にも関わっています。そのような大切な物質を薬でブロックすると多くの副作用が出現します。自殺は統合失調症患者さんの死因の10％を占め、彼らの人生が過酷なものであることを端的に示しています。

過去の研究で、統合失調症患者では髄液中の内因性カンナビノイドの量が増加していることがわかっています。[205]

これは乱れた脳内の化学物質のバランスを整えるためにＥＣＳが活性化され、統合失調症の症状を和らげる役割を果たしていると考えられています。[206]

ＣＢＤにはＴＨＣが引き起こす精神病症状を和らげ、加えて内因性カンナビノイドを活性化させる作用があることもわかっています。[207]

このような特徴に注目し、ＣＢＤによる統合失調症治療の臨床試験がドイツのケルン大学の精神科チームにて行われました。[208]

この治験は、39名の統合失調症患者を対象に、実薬（ＣＢＤ８００ｍｇ）と標準治療薬（アミサルプリド８００ｍｇ）のどちらかを投与し、効果の程度を比較するというものでした。

すると一カ月後の重症度スコアにおいて、ＣＢＤを投与された患者群は、標準治療薬

（アミサルプリド）を投与された患者さん達と同じ程度の劇的な症状の改善を示したのです。さらに副作用も標準治療薬より少なかったのです。また、この実験において、患者さんの血液中のアナンダミドの値を調べてみたところ、ＣＢＤ群では内服開始後にアナンダミド値の上昇を認め、またその値がより増加している人ほど、症状の改善が著しいという関係が認められました。この結果から、ＣＢＤは内因性カンナビノイドを元気にすると考えられています。

⑤パーキンソン病

パーキンソン病は、脳内のドーパミンという神経伝達物質が不足することで、細かい運動の制御に異常が生じる病気です。

パーキンソン病とエンドカンナビノイドシステムには関連があると考えられています。パーキンソン病患者さんの脳脊髄液中では、内因性カンナビノイドの基礎値が高くなっているという研究結果がありますが、これもドーパミンの不足を補う方向にバランスを取ろうと頑張っている可能性が高いと考えられています。[209]

治療としては、基本的にドーパミンを補う薬が処方されますがＣＢＤもパーキンソン病の運動以外の症状（気分、便秘、睡眠障害）に対して、有用な選択肢であると考えられています。２０１４年にブラジルの大学病院から、ＣＢＤを３００mg併用することで、ＱＯＬのスコアが優位に改善したと報告されています。[210]

⑥自閉症スペクトラム障害（ＡＳＤ）

ＡＳＤは発達障害の一種で、こだわりが強く、人付き合いや、空気を読んで周囲に合わせることが苦手、という特徴があります。ＡＳＤと診断される子どもの数は世界中で増え続け、アメリカの調査では、１００人に１人以上とされています。[211]

ＡＳＤの方には、コミュニケーションの問題以外にも、興奮、パニック、自傷行為、過度の攻撃性、不眠、てんかんなどの様々な症候が合併することが多いようです。また周囲とのトラブルやストレスから、身体症状（頭痛、腹痛、食欲不振、チックなど）や精神症状（不安、うつ、緊張など）などのさまざまな二次障害をきたしやすいとも言われています。上記のさまざまな症状に対して、一剤で多様な効果を持つＣＢＤ（医療大麻）は良い選択肢と言えます。

イスラエルでは2007年に医療大麻が使用可能となり、ASDの子どもに対して用いられています。2015〜2017年の間に医療大麻による自閉症の治療を受けた患者を対象とした調査では、188人のうち155人（82%）が半年後も治療を継続しており、そのうちの6割がアンケートに協力しました。[212]

治療に用いられたのは主に、CBD優位のフルスペクトラムオイル製剤（CBD：THC＝20：1、CBD30%・THC1・5%）で、用量に関しては、舌下に1滴（CBD15mg）、1日3回から開始し、親の判断で増減することとしました。結果、落ち着きのなさ、かんしゃく（怒り発作）、けいれん、チック、抑うつに関しては90%以上が改善したと回答しました。過度な興奮、睡眠障害、不安、消化不良に関しても80%前後が改善を実感しています。

睡眠に関しては、使用前は47%の患者さんが「とても困難」と感じていたのが、使用開始後は2%にまで改善しています。集中力に関しても、「とても困難」と感じる割合は80・6%→22・6%と、こちらも劇的と言っていい改善を認めています。また過興奮や問題行動を抑えるための薬の量が減り、20〜30%の患者さんでは薬をやめられたことがわかります。この結果から、ＣＢＤ優位の医療大麻はＡＳＤの治療薬として有効かつ安全な選択肢だと言えるでしょう。

⑦がん

原則的にＴＨＣとＣＢＤを同時に摂取することが望ましいと考えられていますが、ＣＢＤ単体でも有効である可能性を示唆する研究結果は報告されています。実際に動物実験では、すい臓がんのモデルマウスに対して、ＣＢＤと抗がん剤を併用すると未治療の場合と較べて寿命が3倍近くに延びたという研究結果が認められます（動物実験の結果は、そのまま人に対して当てはめられません）。[213]

また人体においても、実際にＣＢＤによる腫瘍縮小を体験したという報告が挙げられています。[214]

２０１９年2月21日に『SAGE Open Medical Case Reports』という医学雑誌に掲載された「カンナビジオールによる自己治療による肺がんの劇的な反応：症例報告とレビュー」と題された論文は、イングランドのストーク・オン・トレントという町にあるロイヤル・

ストーク大学附属病院の Josep Sulé-Suso 腫瘍内科教授によって書かれています。

2016年の10月のある日。81歳の男性が3週間前からの呼吸苦を主訴にクリニックを受診しました。レントゲンで左肺に影をみとめ、CT検査では同部位に2・5cm×2・5cmの腫瘍と、加えて縦隔《じゅうかく》リンパ節の腫脹《しゅちょう》が認められました。

精密検査の結果、この病変は組織学的に肺腺《はいせん》がん（T1c N3 M0）と診断されました。ステージはⅢB。進行がんであり、手術で取り切るのは不可能な段階です。治療の手段として提示されたのは抗がん剤治療と放射線治療でしたが、彼はそれを断りました。81歳と高齢であることもあり、治療による副作用で生活の質が低下することを恐れたのです。積極的な治療は行わないものの定期的な通院は続けることを主治医と約束し、彼は自宅へと帰っていきました。2カ月後の2016年12月のCTでは、肺の腫瘍は2・7cm×2・8cmへと大きくなりました。主治医はもう一度、抗がん剤と放射線の治療を勧め、患者は再度断りました。それから7カ月後、2017年7月のレントゲン検査では腫瘍は順調に大きくなっているようでした。

ところがです。それから更に4カ月後の2017年11月のCT検査で驚くべき結果が認められます。なんと、肺の腫瘍も縦隔のリンパ節腫大もほぼ完全に消失していたのです。

それから2カ月後の2018年1月に再度CTを行いましたが、やはり腫瘍はほぼ消失していました。

どういうことなのかと質問する主治医に、患者は答えました。2017年9月上旬からCBDオイルを摂取している、と。彼が摂取していたのは「My CBD」というブランドの2％製剤で、はじめは1回につき2滴（CBD1・32mg）を1日2回で1週間、それから1回9滴（CBD6mg）を1日2回に増量し、内服を継続していたということでした。それ以外には食事も生活習慣も、薬も何一つ変わったところはないと彼は伝えています。「顕微鏡で組織を採ってきて確認されたステージⅢBの肺がん。順調に増大傾向にあったそれが、わずか12mg／日のCBDを摂取し始めると劇的に縮小した」これがこの論文の述べるところです。

人を対象にした研究では、最近、脳腫瘍に対する報告が出ました。[215] 脳腫瘍の一種である膠芽腫《こうがしゅ》（グリオブラストーマ）は非常に難しい病気で、診断されてから5年後に生きている確率は5％です。平均余命は1年3カ月だそうです。この脳腫瘍患者さんに、標準治療に加えてCBDを1日400mg飲んでもらうと、論文を提出した時点で、9人の参加者のうち8人が生存していて、平均生存期間は22・3カ月でした。半年以上、平均余命が延びています。最終結果が出ると、もっと良い結果になるのは間違いありません。

代替医療に関心がある人は、抗がん剤に拒絶反応がある方も多いのですが、必ずしもどちらかを選ばなければいけないのではなくて、標準医療のいいところと代替医療のいいところを組み合わせて使うのがいいのではないかと私は思います。

⑧うつ

残念ながら、ＣＢＤを使ったうつ病の治験結果は今のところ報告されていません。ブラジルで双極性障害に対するＣＢＤ３００ｍｇ／日を用いた治験が現在、進行中のようです。[216]
しかし動物実験では既に、即効性の抗うつ作用が示されています。[217]
メカニズムとしては、エンドカンナビノイドシステムの調整を経由して、セロトニンのレベルを安定させるのではないかと考えられています。[218]
動物実験の結果が必ずしも人体にも当てはまるとは言えませんが、現在のうつ病治療に限界を感じている場合には、試みてみる価値はあるのかもしれません。うつ病は医療大麻の適応疾患として、今後、積極的な研究や臨床応用が期待される領域と言えるでしょう。

⑨睡眠障害

不眠症に対するＣＢＤ単体での研究は、未だ大規模なものは行われていませんが、小規模試験では中等量以上で睡眠を促す作用がある可能性が報告されています。１９８１年に報告された研究では、１６０ｍｇのＣＢＤを摂取した群では、プラセボと比較し睡眠の改善を認めました。[219]

不眠の原因は千差万別ですが、ＣＢＤがＰＴＳＤに伴う睡眠障害に対して有効である可能性も示唆されています。２０１６年 Scot Shannon により、性的虐待によってＰＴＳＤとなった10歳の少女の不安を伴う不眠に対し、ＣＢＤが著効したと報告されています。[220]

また、２０１４年に報告されたサンパウロ大学の研究では、パーキンソン病に伴うレム睡眠行動障害に対してＣＢＤが有効である可能性が示されています。[221]

ＣＢＤによってぐっすり眠れるようになったという体験談は多く報告されている一方で、逆に目が覚めて眠れなくなったという声も耳にします。一説にはＣＢＤは低用量と高用量では異なる振る舞いをする（二相性がある）と言われており、少量のＣＢＤは覚醒を促すという報告があります。[222] 今後のさらなる研究が必要な領域です。

⑩依存症

ＣＢＤは様々な薬物依存から抜け出すための出口になり得る事が知られています。タバコに関しては、人での研究も行われており、ＣＢＤが禁煙中の「吸いたくて仕方がない」という渇望を抑えてくれ、タバコの量を半分ほどに減らしてくれたという結果が得られています。[223]
お酒に関しても、ＣＢＤは直接的に脳に作用し飲酒への欲求を低下させアルコール消費量を減らし、不安と衝動を抑制することが動物実験で明らかになりつつあります。加えて注目を集めているのが、腸内細菌叢《そう》－腸－脳軸（ＭＧＢＡ）への働きかけです。[224]
現在、うつ病やパーキンソン病と腸内細菌叢の関係が明らかになり、アルコール依存症患者においても、腸内細菌叢のバランスの変化が起きる事が知られています。その結果、腸管の血管透過性が亢進し、ＬＰＳなどの毒素が吸収され全身に回り、微小な炎症を引き起こすのです。この微小な炎症が、不安や渇望、欲望のコントロールの低下に関連しているとする研究結果が報告されています。

腸内細菌叢への影響に関して、ＣＢＤはアルコールと逆の方向に作用し、抗炎症作用によって微小な炎症を抑制することで、アルコール依存症の症状を緩和する可能性が指摘されています。

残念ながら現時点では、人を対象としたアルコール依存症とＣＢＤの研究は行われていません。しかし、ヘロイン依存症患者に対しては、二重盲検ランダム化比較試験が実施され、病的な欲求と不安を抑える効果が示されています。[225]

これらの結果から、ＣＢＤはアルコール依存症の治療薬として有望であると言えるでしょう。それだけでなく、ＣＢＤはお酒の酸化ストレスによるダメージから肝臓を保護する可能性が動物実験で示されています。[226]

⑪皮膚疾患

２０１９年にＣＢＤ軟膏がアトピーや乾癬などの炎症性の皮膚疾患に対して効果がある

可能性が報告されました。[227]

イタリアのモデナ・レッジョ・エミリア大学の研究チームは20名の皮膚疾患患者（アトピー5名、乾癬5名、ニキビ痕5名、色素沈着5名）に対して、ＣＢＤ軟膏を1日2回、90日間塗布し、治療前後の皮膚の状態を評価しました。（使用されたのは Hemptouch 社の製品でした。）[228]

すると、ＣＢＤの投与後には瘢痕《はんこん》の改善、消失が確認されました。加えて皮膚の保湿性、弾力性とも著しい改善を認めました。[229]

また２０１８年にはスタンフォード大学の研究チームが表皮水疱《すいほう》症についてのＣＢＤの有効性を報告しています。[230]

この病気は、表皮と真皮を接着させるタンパクに生まれつき異常があるため、日常生活における軽微な外力によって皮膚や粘膜のただれ（びらん）や水ぶくれ（水疱）を生じる遺伝性の皮膚病です。研究チームは3例の患者に対し、ＣＢＤオイルを塗り薬として使用する事で痛みが改善し、水疱の治りも早くなったと報告しています。この結果から、火傷の水ぶくれなどに対しても、ＣＢＤは鎮痛と創傷治癒の促進効果がある可能性を示唆しています。

２０２０年にはトロント大学緩和ケア科の Vincent Mida のチームが〝カルシフィラキシス〟と呼ばれる原因不明の皮膚疾患に対する大麻軟膏の有効性についての論文を発表しました。[231]

この病気は強い痛みを伴う潰瘍を形成し、創部から感染が続発する傾向があり、診断から1年後の生存率は55～75％と言われています。その他の治療の効果が乏しく、大学病院に紹介されてきた2例（85歳と69歳の女性）に対し、著者らはＣＢＤ、ＴＨＣにケルセチン、ジオスミン、ヘスペリジンなどのフラボノイドとβカリオフィレンというテルペンを配合した大麻軟膏を塗布し、治療効果を観察しました。

すると、どちらの症例でも痛みの改善が得られただけでなく、創部の治癒が認められたのです。この結果に対して著者らは、おそらく大麻成分による抗炎症作用が創傷治癒を促進したこと、そしてカンナビノイドとフラボノイド、テルペンによる相乗効果（アントラージュ効果）が重要であったことを考察しています。

このような重度の潰瘍性病変に対して効果があるのなら、高齢者の褥瘡（床ずれ）に対しても創傷治癒＋鎮痛効果が得られる可能性が高いでしょう。

このように大麻軟膏やＣＢＤには、アトピー性皮膚炎、乾癬、ニキビ、水ぶくれ、褥瘡などの幅広い疾患、症状に対して効果が期待されています。

⑫偏頭痛

ＣＢＤに関しても、偏頭痛に有効である可能性が指摘されています。ＣＢＤはＴＲＰＶ2受容体を刺激することで、偏頭痛の主要なメディエーターであるＣＧＲＰの放出を抑制する事が基礎研究の結果、明らかにされています。[232]

またＣＢＤはエンドカンナビノイド分解酵素であるＦＡＡＨの活性を低下させる事が知られていますが、これも鎮痛のメカニズムとして注目されています。[233]

現時点では、人を対象とした学術報告は確認できませんでしたが、プロジェクトＣＢＤという非営利団体が２０１９年に施行した調査では、ＣＢＤを豊富に含む大麻は偏頭痛・頭痛患者の生活の質（ＱＯＬ）を著しく改善させたと報告されています。[234]

⑬その他の疾患

・認知症

残念ながら、現時点までにＣＢＤが単体で認知症に対して有用であることを示す臨床試験は存在しません。また２０１９年８月の時点では、そのような臨床試験は、調べる限り計画されていないようです。

・喘息

２０１５年に報告されたラットを使った研究では、ＣＢＤは喘息に関わる炎症性のサイトカインを減らす可能性が示されました。[235]

しかしながら、６種のカンナビノイド（ＴＨＣ、ＣＢＤ、ＣＢＧ、ＣＢＣ、ＣＢＤＡ、ＴＨＣＶ）を投与し、気管支の拡張作用を評価した研究では、ＴＨＣとＴＨＣＶだけが有効であり、ＣＢＤには有意な気管支拡張作用は認められませんでした。[236]

現時点では、ＣＢＤが喘息に対してメリットがあるかどうかははっきりしません。

⑭新型コロナウイルス感染症

２０１９年に始まったＣＯＶＩＤ－19の流行当初から、大麻草の成分が持つ抗炎症作用や抗ウイルス作用は感染制御に役に立つのではないかと期待されており、[237]イスラエルを中心に多くの国で研究が進められています。[238]

２０２１年にはシカゴ大学の研究チームから興味深い報告がなされました。細胞株を利用した実験で、通常は細胞内に侵入したウイルスが増殖するのに対し、ＣＢＤを投与した場合はウイルスの増殖が抑制できることが示されたのです。[239]

またこの研究では、ＴＨＣやＣＢＤＡ、ＣＢＧなどのその他のカンナビノイドに関しても、ウイルス増殖を抑制する作用があるか調べられましたが、その他のカンナビノイドの抗ウイルス作用は軽微なものでした。また興味深いことにＴＨＣ：ＣＢＤ＝１：１で投与したものに関しては、ＣＢＤ単体と比べて抗ウイルス作用は低下しました。これはＴＨＣがＣＢＤの作用を打ち消すことが原因と考えられます。

抗ウイルス作用のメカニズムに関しては、インターフェロン応答への作用が指摘されています。新型コロナウイルスはインターフェロンという生体防御に関与する物質の産生を低下させることが明らかになっていますが、ＣＢＤはこのインターフェロン抑制を阻害する作用があることが今回のデータから示されました。

さらにこの研究では、アメリカで実際に大麻製品やＣＢＤを使用している人が、新型コロナウイルス感染症にかかりやすいかどうかを調査しています。本当にＣＢＤに抗ウイルス作用があるなら、実際にＣＢＤを使用している人に影響が出ているはずと考えたのです。

使用されたのはシカゴ大学が保有する９万３０００人の新型コロナに対する検査結果でした。全体では検査を受けた人の10％がコロナ陽性でしたがカルテ上でなんらかの大麻製品を使用していると記録されていた方では陽性率は６％でした。さらにＣＢＤ製品を使用している方では１・２％まで低下するのです。このＣＢＤ製品を使用している人ではその他のカンナビノイドを摂取している人と比べて保護効果が高いという結果は、彼らが基礎研究で示した結果と一致しています。

コロナ治療におけるＣＢＤのメリットは数多く挙げることができます。まず現行の法律の上で使用に問題がないことです。日本で流通するＣＢＤは純度が高く、この用途には適しているといえます。そして注射が必要なく、病院への受診も必要がないことは医療へのアクセスが制限されている国では大きなメリットになります。摂取方法も内服以外にも吸入など様々なルートがあるので、どのような方でも使用しやすいのも利点でしょう。またCBDは細胞内で作用するため変異株にも理論上は効果が期待できます。そして何より安全性の評価が確立されていることです。

逆にこの研究の問題点としては、どれくらいの量のCBDを服薬しているかわからない点が挙げられます。市場で販売されているCBD製品が依然として高額であること、そして製品のクオリティーにばらつきがあることを考えると、どのような製品をどれくらい摂取すべきなのかという点に関してはこの研究からは答えが得られません。

そしてこの論文は第三者の査読や時の試練を経ていません。科学的報告の大半は時の試練を越えられずに淘汰されることを考えると、現時点では慎重な判断が求められることは間違いがないでしょう。

今後、その他の研究チームからの報告、そして前向きの介入試験の実施が望まれます。

❻章　ＣＢＤ使用の実際とよくある質問

この章では、実際にＣＢＤを摂取する場合に気をつけること、よくある質問への回答を示したいと思います。

ＣＢＤ製品を選ぶときに考えるべきこと

①まずはＣＢＤがベストな選択肢なのか検討しましょう

もし貴方が何らかの病気や症状に対する効果を期待しているのなら、まずはその病気や症状に対して、ＣＢＤが可能性のある選択肢なのか、またその他の治療手段はないのかを調べましょう。Google で「病名＋ＣＢＤ」で検索した時に何もヒットしなければ、その症状に対してＣＢＤを使うのは控えた方がいいでしょう。

また海外の情報に関しては解釈に注意が必要です。ＣＢＤを含む医療大麻は植物に含まれる様々な成分のハーモニーとして効果を発揮すると考えられています（これを専門用語でアントラージュ効果と言います）。

海外のＣＢＤ製品には微量のＴＨＣやその他のカンナビノイド、テルペンの類も含まれている場合がほとんどです。一方、日本で販売されているＣＢＤオイルは、大麻取締法の規制によってＴＨＣを含まず、微量成分の組成も異なります。「（大麻草全草から抽出した）ＣＢＤが効く病気」と「単離されたＣＢＤが効く病気」は厳密にはイコールではないようです。

またＣＢＤが効くとされる症状であっても、その他の選択肢と比較すべきです。たとえば、てんかんや統合失調症、不安障害に対して、従来の治療で効果が不十分な場合や副作用が強い場合などは、ＣＢＤは有力な選択肢だと思われます。一方で、たとえばパーキンソン病はＣＢＤの適応として研究されていますが、パーキンソン病の治療には、保険診療の範疇でも多くのバリエーションがあり、指定難病制度を利用するとほとんど無料で処方薬が手に入ることを考えると、ＣＢＤの出番は多くないと言えるでしょう。

がん治療に関しては、動物実験で抗がん剤と併用すると寿命が延びたという報告があり、標準治療（手術、抗がん剤、放射線）との併用は検討してもいいのかもしれません。しかし、

ＣＢＤ単体投与でがんが完治するなどの、極端な期待は抱くべきではありません。現在日本で流通しているＣＢＤオイルは、欧米では「健康サプリメント」に分類されるものであって、生産者も流通ルートも、本格的な医療大麻とは別のものであることは知っておきましょう。

②適切な剤型（オイル、電子タバコ、クリームなど）を選びましょう

一般的に流通しているものは、

①オイル、食品など経口／経粘膜吸収させるもの
②電子タバコのように肺から吸収させるもの
③クリームなど皮膚から吸収させるもの

にわかれます。これらの剤型の違いは吸収効率や作用時間、効果のおよぶ範囲に影響を与えます。

最もオーソドックスな使用法は①の口から摂取するタイプのものでしょう。これはCBDが血流に乗って全身に行き渡り、かつ比較的ゆっくり長く効くという特徴があります。たとえばてんかんの発作予防目的であれば、1日中長く効いていた方がいいので、オイルを選択するのがいいでしょう。

電子タバコ（Vape）による肺からの摂取は速やかに全身に行き渡り、高い血中濃度を得ることができますが持続時間は短くなります。そのため、不安の発作がおきそうな時に速やかに摂取する場合などは、Vapeが望ましい剤型と思われます。

クリームやバームは、製剤を塗った部分の皮膚やその直下の筋肉、関節に届き作用します。アトピー性皮膚炎や乾癬などの皮膚疾患や関節の痛みには有効な手段と考えられています。

しかし一般論としてCBD以外にも言えることですが、塗り薬の作用は局所に留まり、血中には移行しません（抗ヒスタミン薬の塗り薬が湿疹には効いても、花粉症には効かないことを考えてください）。なので、てんかんや不安障害、統合失調症に対して、CBDの塗り薬が効いたとしても、それは薬理作用ではなく気持ちの作用（プラセボ効果）です。

③アイソレートかフルスペクトラム（ブロードスペクトラム）かを確認しましょう

ＣＢＤ製品は、その成分によって大きく2種類に分けることができます。1つが、ＣＢＤだけを含むアイソレート（単離製剤）と呼ばれるもの。これは大麻草から抽出した成分を一度分離し結晶化した純粋なＣＢＤを溶かして作られます。日本で流通している製品の大半はアイソレートですので、特に記載がないものはアイソレート製品と考えていいでしょう。もう1つが、フルスペクトラム（ブロードスペクトラム）と呼ばれるタイプのものです。フルスペクトラム製剤にはＣＢＤ以外のカンナビノイドやテルペンなどの不純物も含まれます。

不純物というと、無い方がいいように感じるかもしれませんが、薬としては様々な成分が含まれていた方が望ましいと考えられています。フルスペクトラムというのはＴＨＣも含む製品を指す言葉であり、日本国内では入手することができません。そこからＴＨＣだけを除いて、その他の成分を残したものはブロードスペクトラムと呼ばれます。アイソレートが効かないというわけではありませんが、一般的にはブロードスペクトラム製品の方が効能効果が高いと考えられています。

④1本あたりのCBD含有量を確認し、コスパを計算しましょう

現在、市場には様々なCBD製品が流通しており価格もまちまちです。CBDは魔法の薬ではないので、1回飲んだら病気がたちどころに消えるということはなく、摂取を継続する必要があります。そのため、値段は重要です。

コスパを考える上で最初にするべきことは製品中にどれだけのCBDが含まれているかを把握することです。オイルの場合、CBDの含有量は「○○mg／○○mℓ」、もしくは「△△%」と書かれています。%表示の場合は、オイル1mℓ中に、その数字の10倍（mg）のCBDが含まれています。たとえば濃度が5%であれば、5×10＝50mg／1mℓ、15%であれば150mg／1mℓです。なので1本に含まれるCBDの総量は、1mℓあたりのCBD成分量×1本あたりの容量（オイル量）で計算が可能です。

次に、製品の値段をCBD含有量で割ることで、CBD1mgあたりの単価が計算できます。たとえば、成分量500mgで6980円の商品があったとします。その場合の、CBD1mgあたりの値段は、

6980円÷500mg＝13・96円／mgとなります。

製剤の原価というのはＣＢＤの含有量だけでなく、原料となる大麻草の生産工程や原産国、抽出方法、アイソレートかブロードスペクトラムか、また企業が広告に使用している費用などによって変化します。そのため適正価格というのは、一概にＣＢＤ含有量だけでは言えません。

しかし、中にはこの成分単位価格が１４０円／ｍｇに近い製品も販売されています。これは「値段が高いものの方がよく効きそう」という消費者心理につけ込んだ値段設定で、詐欺のようなものです。高価なものの方が効くとしても、それは気のせいでありＣＢＤの作用ではありません（医学的にはプラセボ効果と言います）。

２０２０年末の時点で、良質な製品が10～15円／ｍｇ程度で流通していますので、金額的には１つの目安だと思われます。

信頼できる製品を極めて安価に販売しているところがありますが、利益度外視の活動であることが多いように思います。ネットで評判を調べることで、ＣＢＤを含有しない詐欺製品との区別は容易です（世界的なＣＢＤの増産により国内価格は徐々に低下していますので本書の出版時点では相場は変化している可能性が高いでしょう）。

CBD製品のコスパ計算

（容量10mℓ、濃度5％、6980円の商品の場合）

1本に含まれるCBDの総量

1mℓあたりのCBD量 × 1本あたりの容量（オイル量）

❶ 1mℓあたりのCBD量… 5％×10＝50mg

※ パーセント表示の場合は、オイル1mℓ中に
その数字の10倍（mg）のCBDが含まれている

❷ 50mg ×10mℓ ＝ 500mg

↓

1本に含まれるCBDの総量は、500mg

CBD 1mgあたりの単価

値段÷1本に含まれるCBDの総量

❶ 6980円 ÷ 500mg ＝13.96

↓

CBD 1mgあたりの単価は、13.96円

⑤成分分析表を確認しましょう

残念ながら、ここまでの話は成分表示が正しいことを前提にしています。実際にはオランダで行われたCBDオイル成分調査では16商品中9商品で、ラベルに表示されている量のCBDが含まれていませんでした。[240]

国内でも我々が調査したところ、たとえば「CBD MAX」という電子タバコの製品には、表示の1/10程度のCBDしか含有されていないことが判明しました。[241] このようなケースを避けるため、購入に際しては、成分分析表を確認することをお勧めします。

きちんとした会社は、自社製品を第三者機関に検品してもらっています。会社によっては分析結果のコピーを商品に同封して送ってくれます。継続して購入を検討する場合、成分表を送ってくれるよう頼みましょう。

CBDがきちんと含有されているかに加えて、農薬や重金属などの人体に有害な物質が含まれていないことも確認しましょう。成分分析表の読み方については、『CBDのすべて』（晶文社）という書籍が詳しいのでご参照ください。

⑥顔が見える企業・販売店から買いましょう

現在、ＣＢＤの流通はネットショッピングが主流となっています。このような企業は、どこの誰がやっているのかわからないところから、経営者が素性を明かしているところまで様々です。５ちゃんねるなどの匿名の情報発信が新聞の署名記事より精度が落ちるのと同じように、どちらかというと顔や名前を明らかにしている製造者・販売者の方が扱う製品の信用性が高いように思われます。

⑦困ったとき、疑問があるときは販売業者さんに問い合わせましょう

実際の使用に関して、製品の詳細に関してなど、疑問や質問がある場合は、業者さんに直接確認しましょう。どこの販売業者さんも、ホームページに問い合わせの連絡先を記載しています。

ただし、問い合わせにも作法というものがあります。実際に我々のところにも質問が届きますが、中には回答に窮するケースも少なくはありません。

たとえば、がんとＣＢＤについて教えてくださいという問いは漠然とし過ぎています。質問する場合は、自分が知りたいことを明確にし、どのような病気のどのような症状に対して、どのような成果を期待しているかなど、なるべく具体的に記載するべきでしょう。

よくある質問

①濃度が濃い方がいいの？

ＣＢＤオイルを摂取されている方の中には、濃度が高い製剤の方が効くに違いないと考えられている方が多くおられます。しかし医学的に重要なのは製剤の濃度ではなく、摂取するＣＢＤの成分総量です。

たとえば濃度が10％のＣＢＤオイルを１mℓ（≒１０００mg）内服するのと、５％の製剤を２mℓ内服するのとでは、摂取しているCBDの成分量は同じであり、理論上同じ効果が期待できます。

濃度でなく、摂取する成分量で考えてください。

②オイルはどうやって摂取すればいいの？

飲み込んでも問題はありませんが、理想的には舌の下に数分くらい含み、粘膜から吸収させた方が生体内での燃費が良くなります。というのは、飲み込んでしまうと胃や腸からそのまま肝臓に送られて多くが分解されてしまうからです。舌下吸収や直腸から吸収させることによって、全身に行き渡る前に肝臓で分解されるのを避けることができます。

③１日に何回くらい摂取すればいいの？

内服・舌下や塗り薬の場合、１日に２回に分けて、朝夕で摂取するのがいいでしょう。

ただし2回の使用が難しい場合には、1回にまとめても問題はありません。Vapeの場合は用途次第ですが、より細かく使用する必要があるでしょう。

④CBDには依存性や乱用性はないの？

ＣＢＤはアメリカや欧州でエピディオレックスという名前の医薬品になっています。合衆国の法律は今でも大麻草をスケジュールⅠ（最も危険なグループ）に分類していますが、エピディオレックスは薬としての承認の際に、大麻とは別に、スケジュールⅤ（最も安全なグループ）に分類されました。スケジュールⅤというのはドラッグストアで買えるせき止めシロップと一緒です。

さらに２０２０年には改正が行われ、乱用薬物としてのリストから外れることになりました。アメリカ政府が正式に、ＣＢＤには依存性・乱用性がないと認めたことになります。またＣＢＤは国際的なドーピング規定からは除外されています。

⑤精神作用はないの？

ＣＢＤにはＴＨＣのような精神作用はありません。しかし、軽い鎮静効果や眠気を感じられる方も多いようです。リラックスや安眠の用途で販売されるのはそのためです。特にＶａｐｅで使用し血中濃度を高くすると感じやすいようです。ＣＢＤの精神作用を好まない方は減量・服薬中止をお勧めします。

⑥逮捕される恐れはないの？

日本の大麻取締法一条には、〝大麻草の成熟した茎・種子およびその製品を大麻の定義から除く〟と書かれています。そのため茎から抽出されるＣＢＤ製品は法的には大麻ではないという扱いになり、合法的に流通させることができるのです。

日本国内で流通している製品に関しては、税関での審査を通過していますので、製品を購入・使用していることで逮捕される可能性はないでしょう。

一方、海外でＣＢＤ製品を購入し国内に持ち込むのはやめましょう。花穂や葉を使用している場合は、大麻取締法の規制対象となり、大麻密輸に該当する恐れがあります。

⑦どれくらいの量を摂取すればいいの？

これは非常に個体差が大きいようです。お酒の場合を考えて頂くといいでしょう。たったひと口で真っ赤になる人もいれば、どれだけ飲んでも酔いを感じない人もいます。これは体内に持っているアルコールの分解酵素の量が、人によって違うからです。

ＣＢＤやＴＨＣも同じようなものです。イスラエルで行われた自閉症の臨床試験では、同じような症状の改善を得るために必要なＣＢＤの量は、多い人と少ない人では最大で20倍の差があったと報告されています。[242]

アメリカでＣＢＤを用いる治療家を対象に行われた調査では、主要な5症状（不安、関節炎、線維筋痛症、不眠、頭痛）に対してＣＢＤを勧めるときに、「1日の摂取量としてどれくらいを推奨していますか？」という質問には、以下の結果が得られています（左図）。[243]

ＣＢＤの推奨使用量として最も多かったのは、16～30ｍｇ／日でしたが、これに関しては治療家毎にかなりのばらつきが認められました。ちなみにがんに対して最も多い推奨量はＣＢＤで120ｍｇ／日以上（15％）、ＴＨＣで50ｍｇ／日以上（18％）という結果が得

推奨するCBDの摂取量についての調査

(Jamie Corroon BMC Family Practice 2019より作成)

・CBD

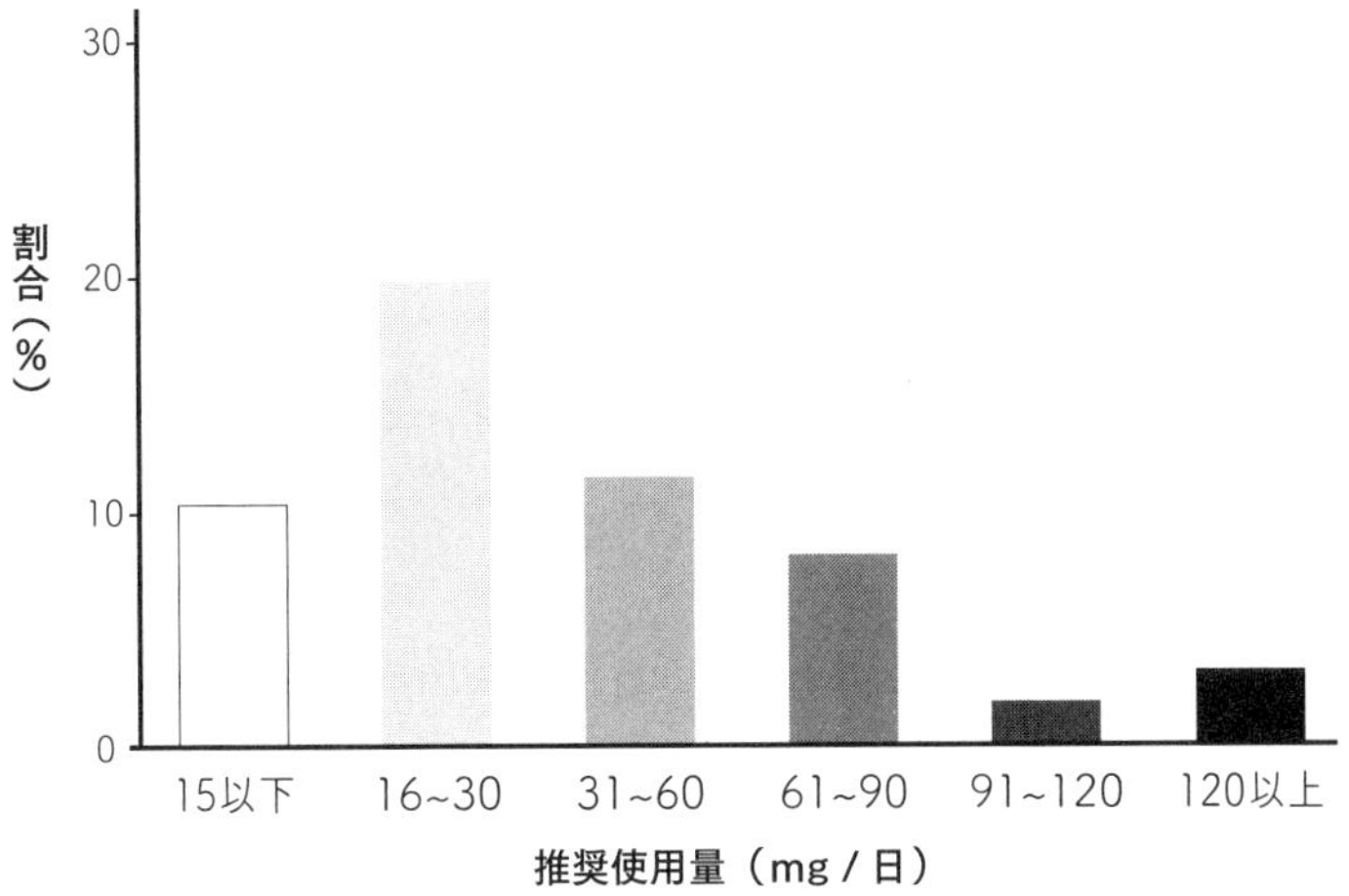

・THC

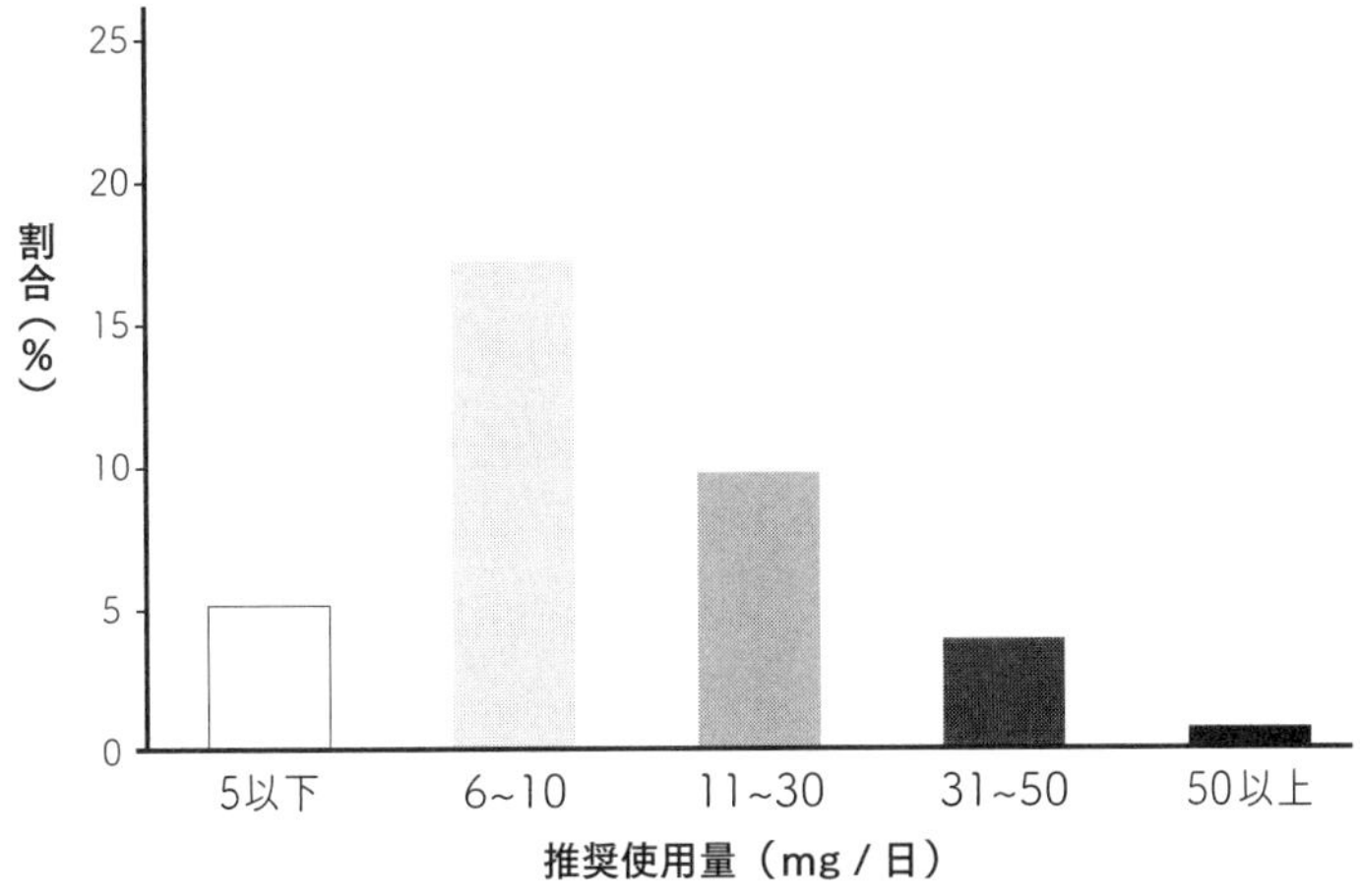

られました。つまり、がん治療に対しては大用量を推奨する治療家が多いようですが、これも意見はわかれているのが現状です。

またサプリメントとしてのCBD摂取にはマイクロ・ドージングと呼ばれる方法があります。これは微量の有効成分を連日摂取するという方法で、当初はLSDなどの幻覚剤を精神作用が生じない程度の量を摂取することが精神疾患に対して有効であるとして考案された用法です。

この用法はCBDにも応用されています。先述のアンケート調査でも、15mg以下の摂取を推奨する治療家が一定数存在しますが、彼らはマイクロ・ドージングを推奨していると言えるでしょう。エンドカンナビノイドシステムに作用することでバランスが整う事が期待されますが、現時点で科学的評価は十分とは言えません。

実際に使用する場合には数滴から始めて、効果を見ながら少しずつ増やしていくのが良いでしょう。その際に大切なことは自身の身体の声に耳を澄まし、客観的に評価するために記録しておくことです（摂取量と体感のノートをつけることをお勧めします）。

また重要な点ですが、たくさん飲めば効果があると考えるのは間違いです。CBDを含むカンナビノイドに関しては、動物実験では血中濃度と効果は釣鐘《つりがね》型の曲線を描くことが明らかになっています。[244] つまり、〝過ぎたるは及ばざるが如し〟ということで、自分にとっての至適量（スイート・スポット）を見つけることが重要です。

⑧症状が良くなったらやめられるの？

症状・病気によりますが、基本的にCBDは症状を緩和するためのものであり、摂取をやめれば元の状態に戻る可能性が高いでしょう。ただCBDを使用している間に、原因が改善されたり、本来のバランスを取り戻した場合には、CBDをやめても症状は再燃しないと思われます。

⑨お医者さんに相談した方がいい？

医療大麻やCBDはアメリカでは主に代替医療として用いられており、患者さんが自分達の判断で製品を選択し、用量を調整しています。けれど日本では、そういうやり方に馴染みがない方がほとんどだと思います。

心配な場合は病院に相談に行くのは一つの選択肢です。他に病院から処方されているお薬がある場合は飲み合わせの問題がありますので、主治医にCBDを服薬する旨を伝えた方がいいでしょう。薬によっては減量を検討すべきものがありますので、主治医と相談しつつ薬剤の調整を行なってください。

⑩副作用はないの？

副作用のない薬はありません。全ての薬の添付文書には、副作用についての記載があります。医薬品として流通しているCBD、エピディオレックスの添付文書には以下の副作用が記載されています。

【CBDの副作用として頻度が高いもの（10％以下）】

消化器症状（下痢、食欲低下）、倦怠感、傾眠、貧血、不眠、皮疹、体重減少、肝障害、脱力など

ＣＢＤの副作用として頻度が高いもの

順位	副作用	割合（%）
1	疲労感、鎮静	67.7
2	その他	45.2
3	頭痛	22.6
4	不安	16.1
5	ふらつき、めまい	12.9
6	口渇、目の乾燥	12.9
7	集中力、低下	12.9
8	吐き気、嘔吐	12.9
9	頻脈、動悸	9.7
10	食欲亢進	6.5

（Jamie corroon BMC Family Practice 2019 より作成）

しかし大規模研究の結果、これまでに命に関わるような重篤な副作用は報告されていません。眠気を感じる事が多いので、使用開始直後は特に車の運転には気をつけるようにしましょう。

⑪お薬との飲み合わせは大丈夫？

吸収されたＣＢＤは肝臓で分解されます。その際の処理経路が重なるお薬に関しては、ＣＢＤの分解に手間がかかる分だけ、その他の薬の分解処理が遅くなり、その薬の血中濃度が高くなる可能性が考えられます。ＣＢＤと相互作用のある薬の中には〝血液サラサラ〟のワルファリンやクロピドグレルが含まれます。

つまり、ＣＢＤのせいでワルファリンが効き過ぎて、出血事故が起きる可能性があると、添付文書に書かれているということです。

また一部の抗がん剤とＣＢＤにも相互作用の可能性があり、抗がん剤が効き過ぎてしまう恐れがあります。抗がん剤とＣＢＤを併用される方は必ず主治医に相談するようにしましょう。

お医者さんには話しづらい場合には、薬剤師さんに相談することをお勧めします。皆さんが薬局で処方箋薬をもらう際、実は〝指導料〟という名目で既に相談料を払っています。「本日処方された薬の中に CYP2C19や CYP3A4で代謝される薬は含まれますか?」と質問してみてください。

該当するものは理論上、ＣＢＤと併用することで血中濃度が上昇する可能性のある薬です。

・ＣＢＤとの併用に注意を要する薬物（一部）

抗凝固薬（ワルファリン）、抗血小板薬（シロスタゾール、クロピドグレル）、降圧薬（ジルチアゼム）、抗てんかん薬（クロバザム、バルプロ酸ナトリウム）、抗うつ薬（エスシタロプラムシュウ酸塩）、その他 CYP2C19、CYP3A4などの代謝経路に関わる薬剤

実際には、サプリメントとして飲む程度の量なら問題ないことが多いでしょう。体重1kg当たり2mg／日、つまり体重50kgの人で1日100mg以上飲まない限りは、相互作用はないと昭和大学薬学部の研究チームが報告しています。[245]

⑫使用を控えるべき状況（禁忌）は？

Jamie Corroon 博士による、治療家を対象とした調査では、患者に大麻製品（THC・CBD）の使用を控えるよう指示する状況については次ページの図のような回答が寄せられました。[246]

最も多いのはTHC・CBD共に妊娠中でしたが、治療家の半分は問題ないと考えており、意見は2つに割れました。

CBDの使用を控えるべき状況

(Jamie Corroon BMC Family Practice 2019 より作成)

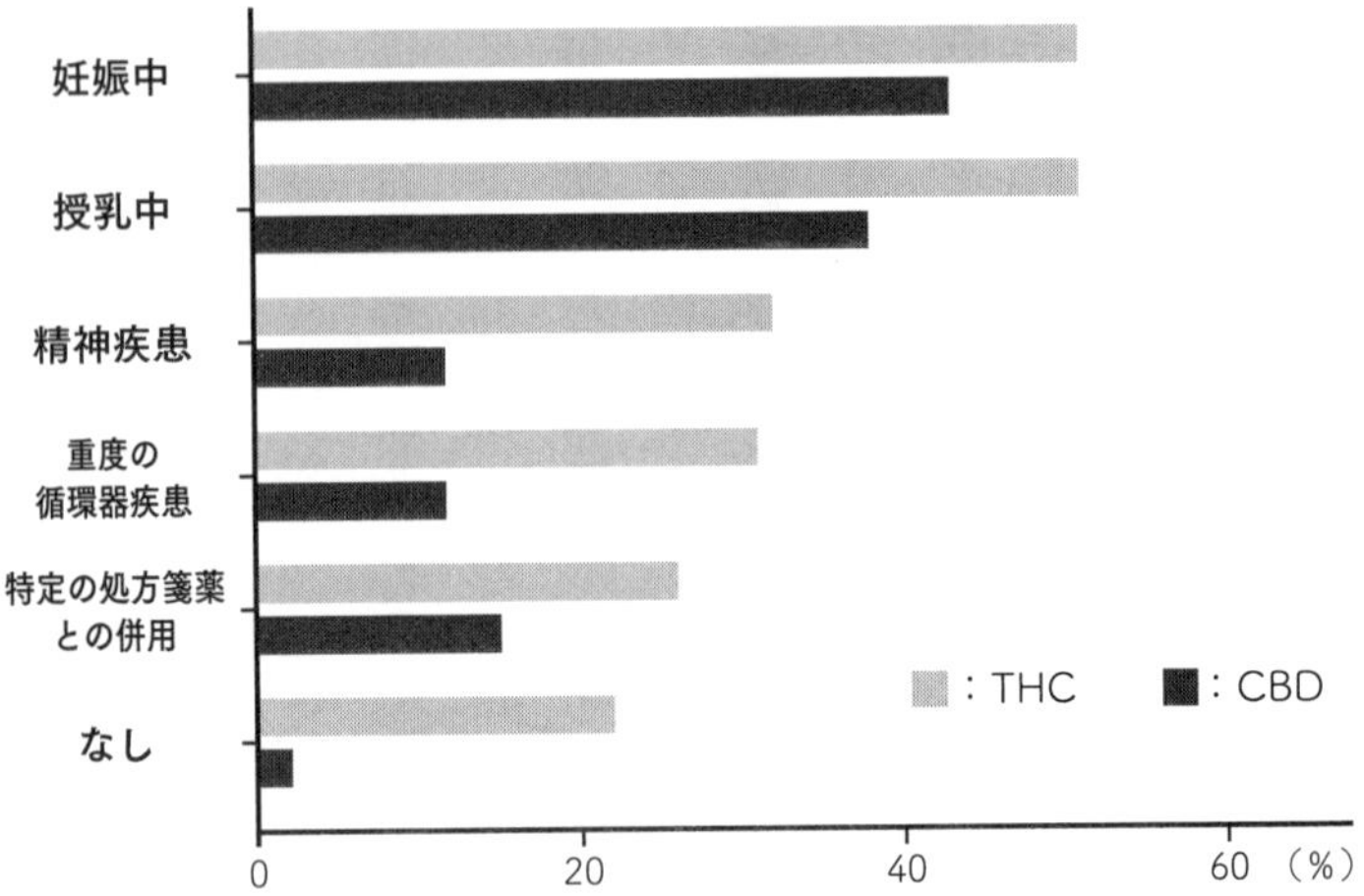

⑬大麻由来でないＣＢＤに関しては、どう思いますか？

近年、非大麻由来のＣＢＤが話題になっています。たとえば化学合成されたものや、酵母・大腸菌などに遺伝子を組み込んで合成したものです。

これらは今後、様々な製品として利用される可能性があります。しかし原理上、全てアイソレートになりますので、アントラージュ効果（7章）は期待できません。

⑭マイナー・カンナビノイドに関してはどう思いますか？

ＴＨＣとＣＢＤ以外の微量に含まれるカンナビノイドは総称して、マイナー・カンナビノイドと呼ばれています。たとえばＣＢＧやＣＢＮ、ＴＨＣＡ、ＣＢＤＡなどです。合衆国では今、ＣＢＤに化学的に手を加えて作られるΔ８－ＴＨＣと呼ばれるマイルドな精神作用を有するカンナビノイドが注目を集めています。これらのカンナビノイドにはＴＨＣやＣＢＤと異なった薬効が認められる可能性があり、今後の研究や臨床応用に期待が集まっているのは事実です。

しかし一方で、これらの新規成分に脚光が当たっているのは産業的な事情も大きいと言えるでしょう。ＣＢＤが世界的に増産されるにつれて市場価格は急速に低下しつつあります。そのような状況でより高値で取引されるのがマイナー・カンナビノイドなのです。研究よりも商業利用が先行しているのが現状です。

医師の世界には「新薬は2年寝かせろ」という有名な格言があります。鳴り物入りで登場した新薬が、期待されたほどの効果を示すことができずに市場から撤退することはよくあります。

マイナー・カンナビノイドに関しても、注意深く様子を見ることが重要でしょう。

7章　医療制度と大麻

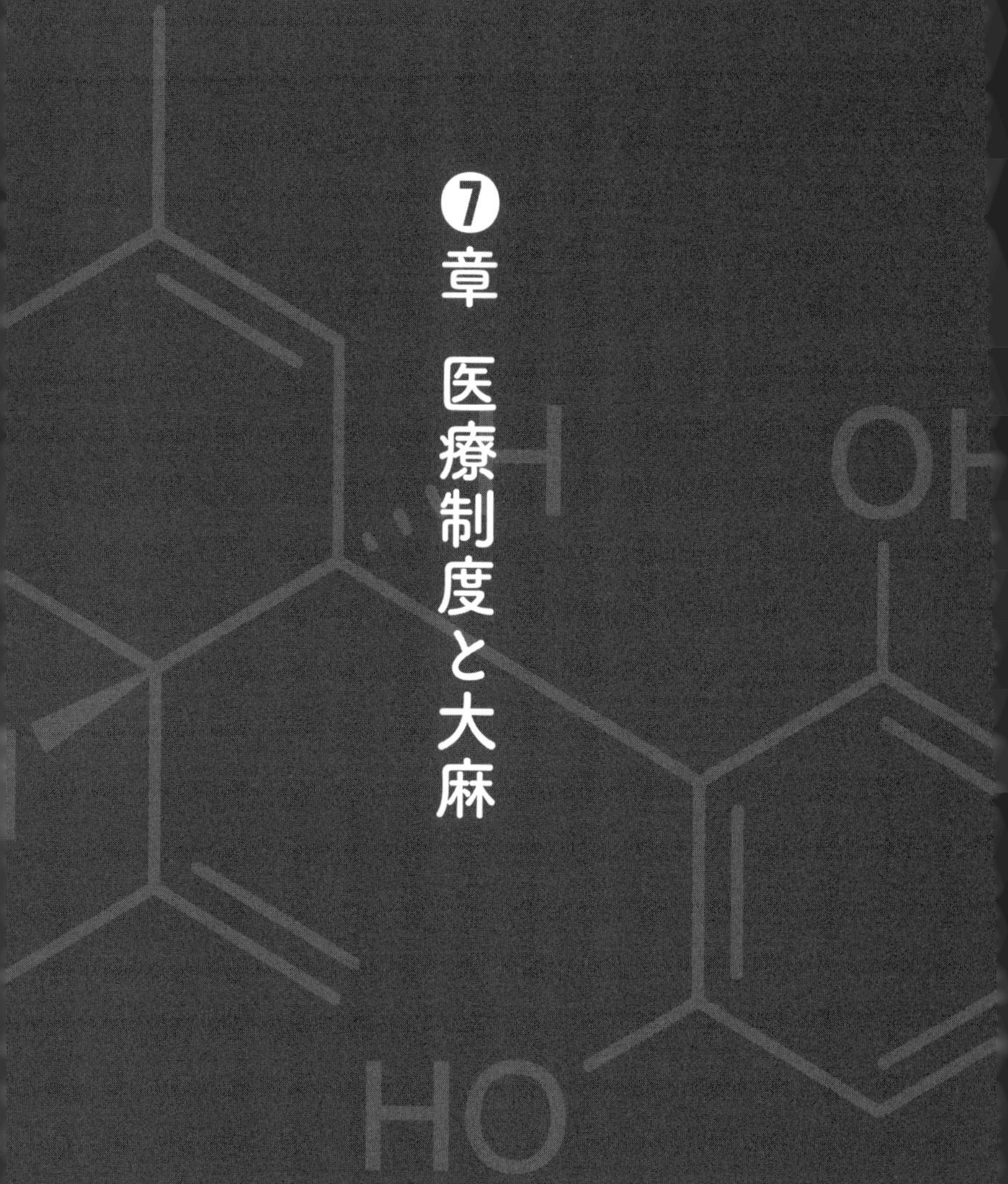

過去20年で医学界ではＥＢＭ（科学的根拠に基づいた医療）という言葉が広まりました。これは〝治療方針を決める際には、科学的な研究結果（エビデンス）を参考にしましょう〟という考え方で、言い換えれば、〝偉い人が勧めてるからとか、こっちの方が儲かるからという理由で治療を選ぶのはやめましょう〟ということです。

私も出来るだけ科学的な裏付けに沿った診療を心掛けていますし、医療大麻に関しても科学的な研究結果を参考に話をしています。けれどエビデンスの枠の内だけでは語り切れないのが医療大麻なのです。

これを理解するために一度、飲食店について考えてみましょう。世の中には多くの飲食店がありますが、その良し悪しを決めるにはどうすればいいでしょうか？

色々な人の意見を反映することで、公平な評価が可能になるというアイデアに基づいてできたのが「食べログ」などの評価サイトです。しかし影響力のあるレビュアーが飲食店からの接待の見返りに高評価をつけたり、やらせ業者が飲食店側と契約し、評価を釣り上げるということが起きているようです。では「ミシュランガイド」はどうでしょう？調査員が客観的な見地から採点を行う審査員方式にも、やはり偏りが指摘されています。

そもそもタイヤ会社が作っているガイドブックなので、走行距離が伸びる郊外店の方が掲載されやすくなると考えられています。そもそも既に繁盛しているお店は掲載を断ることも多いでしょう。

要はどんな評価方法にも、偏りと弱点があります。そしてエビデンスというものさしは、医療大麻の価値を測る上で適したものではないのです。

医学研究の本場で、大麻は今も違法

文化にはそれぞれ、盛んな場所というものがあります。商業映画ならハリウッドですし、寿司文化の本場は日本です。同じように医学研究を牽引しているのはアメリカ合衆国の北東部です。世界で最も権威ある医学雑誌は『The New England Journal of Medicine』という名前で、これは〞ニューイングランド地方の医師会報〟という意味です。

そんな医学研究の聖地であるアメリカ合衆国では、医療大麻は未だに連邦法で禁止されているため、医療大麻の臨床試験には公的な研究費がおりないのです。また倫理審査も厳しいようです。このエビデンスの世界で医療大麻が弱いのと、相撲の世界に黒人力士がいないことは似ています。

仮に才能あるアフリカの若者が相撲の世界で勝負すれば、それなりの結果を残すでしょうが、現実的には参入へのハードルが高いため、土俵入りは実現していないのです。例えが適切かどうかはさておき、医療大麻に関しても社会背景を考慮する必要があることは、御理解頂けると思います。

エビデンスは保険適用を得るために作られる

そもそも、企業がお金をかけて薬の研究をするのは医療保険の中で製品を扱ってもらうためです。

製薬会社からしたら、なんでも保険会社がお金を払ってくれたらありがたいのですが、保険会社（公的保険を含む）の側からすれば、効果の乏しい薬にまでお金を払いたくないわけです。

そんなときこそエビデンスの出番です。ちゃんとした研究結果があるものに関しては保険会社は支払うし、薬理学的効果がはっきりしない〝おまもり〟のような薬は保険ではカバーしない。これが保険診療の基本的なルールです。つまり大規模臨床試験は、製薬会社が自社製品を医薬品として保険診療内で流通させるために行うものなのです。

さて一方で、医療大麻は多くの国では代替医薬品として利用されています。代替医薬品は一般的には保険でカバーされません。医療大麻を販売する会社が、大麻を病院で医薬品として流通させたいならエビデンスを作る必要がありますが、現行の制度下で流通させるだけなら、大規模試験をする必要がないのです。

つまり、医療大麻はドラッグストアで売られているユンケルやパブロンみたいな扱いだと思って頂ければいいでしょう。

パブロンに関する大規模試験は行われていませんし、今後も行われないでしょう。なぜなら経済的に行う動機がないからです。

大麻草は物質特許が取れない

もう一歩踏み込むと、医療大麻の大規模試験が行われない背景には、特許の問題があります。そもそも、ある物質を医薬品として認めてもらうのは簡単ではありません。動物実験で安全性を確認した後に、3段階の人体実験を行う必要がありますがこれには、膨大な費用がかかります。

商品になるかわからない物質に、大金を注ぎ込めるカラクリが〝物質特許〟です。物質特許を取得すると、20年間、その物質を製造、販売する権利を独占することが可能となります。仮に最初の5年で医薬品としての研究を終えて承認が得られたら、それから15年、自由な価格設定で独占的に販売することができます。特許が切れた物質を、他社が作った医薬品が後発医薬品（ジェネリック）です。

特許制度があるからこそ、製薬会社は莫大な先行投資を回収できるのです。

さて、大麻草というのはトマトと同じく植物です。たとえばカゴメのホームページをみると、トマトには血圧を下げたり、日焼けからの回復を促す作用が期待されると書かれています。〔247〕

しかし、カゴメがトマトジュースを医薬品の承認を求めて、臨床試験を計画することはないでしょう。なぜなら多額の費用をかけてエビデンスを示しても、トマトジュースの製造を独占することが不可能なので、自社の経済的利益に直結しないからです。大麻草に関しても、同じことが言えます。

大麻草とカンナビノイド医薬品は別物

かといって、大麻を処方箋医薬品にしようという試みが皆無という訳ではありません。特許には、物質特許以外の様々な種類があり、たとえば大麻から単一の化学物質を抽出する方法や使用法に対して特許を取得することが可能です（製法特許や用途特許）。

また、大麻の成分を単離し少しだけ化学的に変化させることで、新規の化合物として物質特許を取ることが可能になります（合成カンナビノイド）。実際に大麻に含まれる成分や、大麻成分に類似した化学物質に関する特許は日本でも1000件以上申請されています。[248]

実際に化学合成したTHCは、ドロナビノール（商標名：マリノール）、ナビロン（商標名：セサメット）という名前で80年代に医薬品になっています。

また英国のGW製薬は、THCとCBDを1：1で含むサティベックスとCBD単離製剤であるエピディオレックスを医薬品として販売しています。今日までに行われている広義の〝医療大麻〟の人を対象とした研究の大半は、このような、カンナビノイド医薬品を薬として認めてもらう為に行われたものです。

しかし概して、これらのカンナビノイド医薬品開発は芳しい成果をあげているとはいえません。

理由の1つ目は、単離したカンナビノイド製剤は、薬効が乏しい割に精神作用などの副作用が強く出るからです。

大麻草の薬効は様々な微量成分が織りなすハーモニーとして成り立っているという話をしましたが、これは大麻の成分を単離・製品化しようという創薬の失敗によって得られた教訓なのです。

これはアイドルグループからセンターの女の子をソロデビューさせても、思ったほど人気が出ないのに似ています。カンナビノイド同士のシナジー効果は、今日では〝アントラージュ効果〟と呼ばれ、広く知られるようになっています。

また医薬品として処方される場合は、品種や容量の細かい調節が行いづらいという側面もあるでしょう。

さらに、カンナビノイド医薬品の価格は代替医薬品としての大麻草よりも割高になります。それらの結果、大麻草に効果やコストパフォーマンスで負けてしまうようです。

どれだけの人が継続的に使用しているかという尺度で評価するなら、カンナビノイド医薬品と大麻草では、大麻草に軍配が上がります。

〃まとめ研究〃ではカンナビノイド医薬品のデータしか採用されない

世の中には、様々な種類の研究が存在しますが、研究のデザイン毎にランクがあります。その中で最も信用性が高いとされているのが、様々な研究をまとめた〃まとめ研究〃である、系統的レビューやメタ解析と呼ばれるものです。たとえば、コクランという団体は、複数の疾患領域で医療大麻に関する系統的レビューを作成しています。しかし、その際に分析対象として採用されるのは、製薬会社主導でカンナビノイド医薬品の薬事承認のために行われる症例数が多い研究だけです。

つまり、私がここまで紹介してきたような大麻草を使用した患者さんの小規模なデータは、系統的レビューの解析対象から漏れてしまうのです。たとえば、神経痛に対する医療大麻のレビュー論文では、これまでに報告された1446本の論文のうち、解析対象として採用されたのは16本だけです。ちなみにその16本のうち、サティベックスを使った研究が10本、ドロナビノールが2本、ナビロンが2本であり、大麻草を使ったものは2本だけでした。[249]

系統的レビュー論文の結論では、医療大麻の評価はどれも今一つです。

しかし、その裏付けとなっているデータは、市場競争で〝大麻草全草〟に敗れた〝カンナビノイド医薬品〟を使ったものが大半なのです。これは二軍の試合だけを見て、プロ野球を語るようなものです。

大麻の安全性が高いので、エビデンスは要らない

エビデンスに基づいた医療という思想は意義があるものですし、たしかに医療大麻のエビデンスの蓄積は充分とは言えません。それにもかかわらず海外では、医療大麻は次々と合法化されています。理由の1つは大麻の安全性が高いことにあります。

もしも貴方が手術などのリスクを伴う治療や、お金のかかる治療を選ぶ場合には、その治療に充分な効果が期待できるのか事前に調べ、効果が見込める場合だけ治療したほうがいいでしょう。なぜなら上手くいかなかった時に失うものが大きいからです。一方でお腹をこわしたときに病院に行くと、お医者さんは整腸剤をくれます。この治療には確固たるエビデンスはありません。

けれどもこれは問題ないのです。なぜなら整腸剤は安全性が高く安価なので、仮に〝気

休め〟だとしても誰も困る事がないからです。大麻草は安価な雑草ですし、使用する事で命に関わるような副作用が起きることもありません。諸外国でエビデンスが乏しいにも関わらず、使用が許されているのはそういう理由もあります。

自分で選んで自分で買って自分で使う、医療大麻の実際

ここまでの話で感じたと思いますが、医療大麻というのは基本的に、病院やお医者さんのいないところで行われる代替医療です。日本では国民皆保険制度が非常に充実しており、誰でも簡単に標準医療にアクセスできるので、代替医療というものに馴染みがなく、ときに〝怪しいもの〟としてのレッテルが貼られることもあります。実際の医療大麻使用について、カリフォルニア州を例に紹介しましょう。

①まずは許可証を手に入れる

医療大麻が代替医療とはいえ、野放しにされているわけではありません。多くの国や地

域では、医療大麻の適応となる病気や症状が決められており、患者さんに適応があるかどうかはお医者さんが判断する仕組みになっています。カリフォルニア州の場合は、この定義が〝医療大麻を必要とする全ての患者の全ての症状〟となっているので、実質的に誰でも患者カードを入手する事ができますが、まずはお医者さんのところに行って診察を受ける必要があります。

②ディスペンサリーへ

お医者さんによって医療大麻を使用する許可が得られたら、許可証が発行され、それを見せると〝ディスペンサリー〟と呼ばれる医療大麻専門の薬局への入店が許されます。ディスペンサリーには様々な品種、様々な種類の大麻製品が揃っており、中には種や苗などの自家栽培のための製品を揃えているところもあります。カウンターには相談に乗ってくれる店員さんがおり、彼らは〝バッドテンダー〟と呼ばれています。さしずめ、医療大麻専門の薬剤師さんです。

自分の病気、症状やこれまでの大麻使用経験を参考に、自分に相応しいと思われる製品をピックアップし購入します。カリフォルニア州では保険はききませんが、ドイツなどでは医療大麻治療も保険適用に含まれているようです。〔250〕

③トライ＆エラーで、自分にぴったりの品種を探す旅

こうやって入手した大麻を、自宅に持ち帰り自身で必要だと思う量だけ使用します。大麻の効きかたは十人十色で、これだけの量を摂取すればいいというルールはありません（お酒の適切な量が人によってそれぞれなのと同じです）。

なので、患者さんは自分にとってベストな用量、用法をトライ＆エラーで模索していく事になります。

またそれは品種に関しても同じです。現在、大麻の品種は４０００種類以上と言われており、それぞれに含有される成分のバランスが異なります。その微妙な違いが薬効の違いに直結するので、Ａという大麻の品種が効果がなくてもＢという品種は効くという事があり得るのです。

このように、医療大麻治療は、病院のお医者さんが決めてくれる治療と異なって、自分

で選んで自分で使う主体性が重要となります。この医療における主体性の回復こそが、医療大麻の最大の魅力だと、カリフォルニア州の医師、デイヴィット・カサレッド先生は語っています。〔251〕

医療と嗜好の境界線について

「医療用大麻と普通の大麻は同じなのか？」という質問があります。これは「バースデーケーキと普通のケーキは同じなのか？」という質問に、とても似ています。

あるケーキがバースデーケーキであるかどうかは、ブランドや値段、大きさや形状とは本質的に関係がありません。たとえ100円のコンビニケーキであっても、誕生日を祝う目的で食されるケーキはすべてバースデーケーキです。

同じように、大麻が医療目的で使用される場合、それは品種や用法にかかわらず、医療大麻と呼ばれます。

またそもそも、この問いについて考える上で大切なのは、医療とは何かということです。

末期のがん患者が痛みの緩和の為に大麻を使用するのが、医療であることに異議を唱える人はいないでしょう。何らかの精神的なダメージの後、PTSDにかかり夜中にフラッシュバックで眠れない場合なども、医療大麻として扱われるべきですね。

それではうつ病はどうでしょう? うつ病と診断され10種類以上の処方薬を併用し、それでも効果が得られない場合に医療大麻を試してみる、これも医療利用と言えると思います。

それでは、かつてうつ病と診断されたけれど、現在は社会復帰している方が、再発予防に常用する場合はどうでしょうか? これも二次予防という意味では、脳梗塞後の血液サラサラや降圧薬と同じく、医療の一部だと考えることもできると思います。

ではもう一歩踏み込んで、もともと内向的で落ち込みやすい性格の方の場合はどうでしょう?

病気とは診断されない、しかし大麻を定期的に使用する方が、生きるのが楽。そういう人は、潜在的にはたくさんいると思われます。このあたりが病気と体質の境界線です。この人達は、〝医療〟大麻の〝患者〟に含まれるのでしょうか?

そもそもWHOの定義するところによると、健康とは「単に病気がないというだけではなく、身体的、精神的、そして社会的な Well-being が保たれている状態」とされています。医療の目的が、広く健康を増進することであるのなら、精神的な Well-being の改善、そして社会的な Well-being の向上を目的とした大麻の利用も医療大麻ということになり、嗜好大麻との境界はより一層曖昧になります。

もし大麻を吸うことで生きづらさが和らぐなら、それは全て医療大麻であるというのが私の見解です。

8章 日本における取り組みと展望

ここまで海外での大麻事情や研究結果を追いかけてきましたが、本章では日本における大麻の扱いの歴史を簡単に振り返り、今日の取り組みを紹介します。

身近な植物であった大麻

日本に大麻が伝来したのは有史以前で、縄文時代には既に生活の中で使われていたようです。そもそも〃縄文〃とは当時の土器に縄を用いた紋様が刻まれていたために命名されたのですが、この縄は大麻で作られていたとされています。[252]

第二次大戦の終戦まで日本で大麻は最も重要な繊維作物でした。宗教的にも重要な役割を担っており、神社のしめ縄やお札は大麻でできていましたし、お盆の迎え火で燃やすのも大麻でした。相撲の横綱の締める綱も大麻で出来ています。また麻の葉文様と呼ばれる、大麻草の葉をかたどった伝統的な柄は、気がついていないだけで我々の暮らしの中で頻繁に利用されています。日本で大麻を喫煙していた事を示す明確な証拠はありませんが、2500年前に中国西部で葬儀に際して、大麻をドラッグとして利用していた証拠が見つかっており、そのような文化が伝来していた可能性は考えられます。[253]

薬草としての利用も、飛鳥〜奈良時代には中国で書かれた漢方の薬草図鑑である『神農本草経』が渡来しており、そこで大麻は長期の使用でも副作用の恐れがない〝上品〟として記載されています。その後、医療大麻にまつわる記録は明治維新に伴う開国と欧州の医学知識の流入を契機に急激に増加します。[254]

先人たちは大麻の精神作用を生かして、手術時の麻酔に用いていたようです。1886年に発行された『日本薬局方』（内務省発行）には、大麻は麻酔薬として収載されています。また『薬性論』という書物にも麻酔薬として登場し、鎮痛および催眠効果があると指摘されています。この書物では大麻チンキがオピオイドの代用品になることも指摘されています。その他に大麻の種子を下剤として使用していたという記録が残っていますが、これは現代でも麻子仁丸《マシニンガン》という漢方薬のレジメンが一般流通していることを考えると驚くには値しません。

一方、コレラによる下痢に対して、大麻を使用したという症例報告が残っています。また神経衰弱にともなう消化器症状、現代でいう機能性ディスペプシアに対して医療大麻が使用されていたようです。過敏性腸症候群がエンドカンナビノイド欠乏症であると考えられていることを考慮すると、先人の慧眼《けいがん》に驚くばかりです。

敗戦と大麻取締法

このような日本の大麻文化は1945年の敗戦によって断絶されます。GHQのダグラス・マッカーサー元帥から与えられた指示書には、当時のアメリカの制度にならって、アヘン、コカイン、モルヒネ、ヘロイン、そして大麻を規制するよう書かれていました。

しかしただでさえ食料が無く苦しい時代に、貴重な副作物の大麻を育てるなと言う訳にはいきません。農家の人々の生活を守るため、苦肉の策として考えられたのが現在の大麻取締法です。大麻の栽培や研究は免許制とされ、都道府県知事が許可を発行することになりました。繊維が採れる茎の部分、食用品として利用される実の部分は法律の規制から除外されることになりました。また医療目的の所持も禁止されることになりました。

これは覚せい剤や麻薬が医療用使用に関しては許可されているのと対照的です。〝茎は規制対象外〟というルールが、今日のCBD製剤の流通に関して重要になってきます。

ＣＢＤの流通と意識の変化

日本でも２０１３年頃から大麻草の茎由来とされるＣＢＤオイルが流通するようになりました。初期はインターネット中心でしたが、今日ではデパート、化粧品店、ドン・キホーテなどにも製品が並んでいます。ＣＢＤ製品は従来の大麻のイメージを払拭する役割を担い、プロ野球選手や格闘家、モデルなどの著名人が使用を公言しています。当初は法的にグレーゾーンと考えられていましたが、２０２０年４月には厚生労働省がＣＢＤ製品の輸入基準をウェブサイトに公開しました。[255] つまり、公式にＣＢＤの流通を認めたと解釈できます。

警察も２０１９年に刷新した大麻撲滅キャンペーンサイトには〝違法大麻〟を撲滅すると表記しています。[256] これまで〝大麻〟と呼ばれていたものがわざわざ〝違法大麻〟と呼び分けられる背景には、何らかの〝合法大麻〟の存在を認めたということで、これはＣＢＤは取り締まらないという意思表示でしょう。

海外での事情やＣＢＤの流通が広がるにつれて、少しずつですが人々の意識も変わりつつあります。日本のお医者さんは、医療大麻に対してどのような考えを持っているのか、

2018年に私は調査を行いました。対象としたのは、熊本大学神経内科同門会に所属している200名です。

このうち、私と面識がある先生と、面識の無い方々は別にして調査を行いました。[257] 私が面識の無い方々は、医療大麻について世間一般の知識しか持たないと考えられました。一方、私と面識のある先生は、私が勉強会で医療大麻に関連する論文を紹介していたので、一般の医師よりも医療大麻に対する知識が多いと考えられました。この2つのグループに関して、それぞれ

①医療大麻の研究は許可されるべきかどうか
②実際に患者さんが使用することに関してどう思うか

を確認しました（左図）。

すると、私の面識のない〝世の中の普通のお医者さん〟のグループにおいてすら、研究に関しては65％が賛成し、臨床利用に関しても半分以上のお医者さんが、その他に治療法が無い場合には医療大麻を使用しても良いと考えていることがわかったのです。私が情報

医療大麻への意識調査

（熊本大学神経内科同門会に所属する医師200名を対象）

・**医療大麻の臨床研究について**（左：面識なし　右：面識あり）

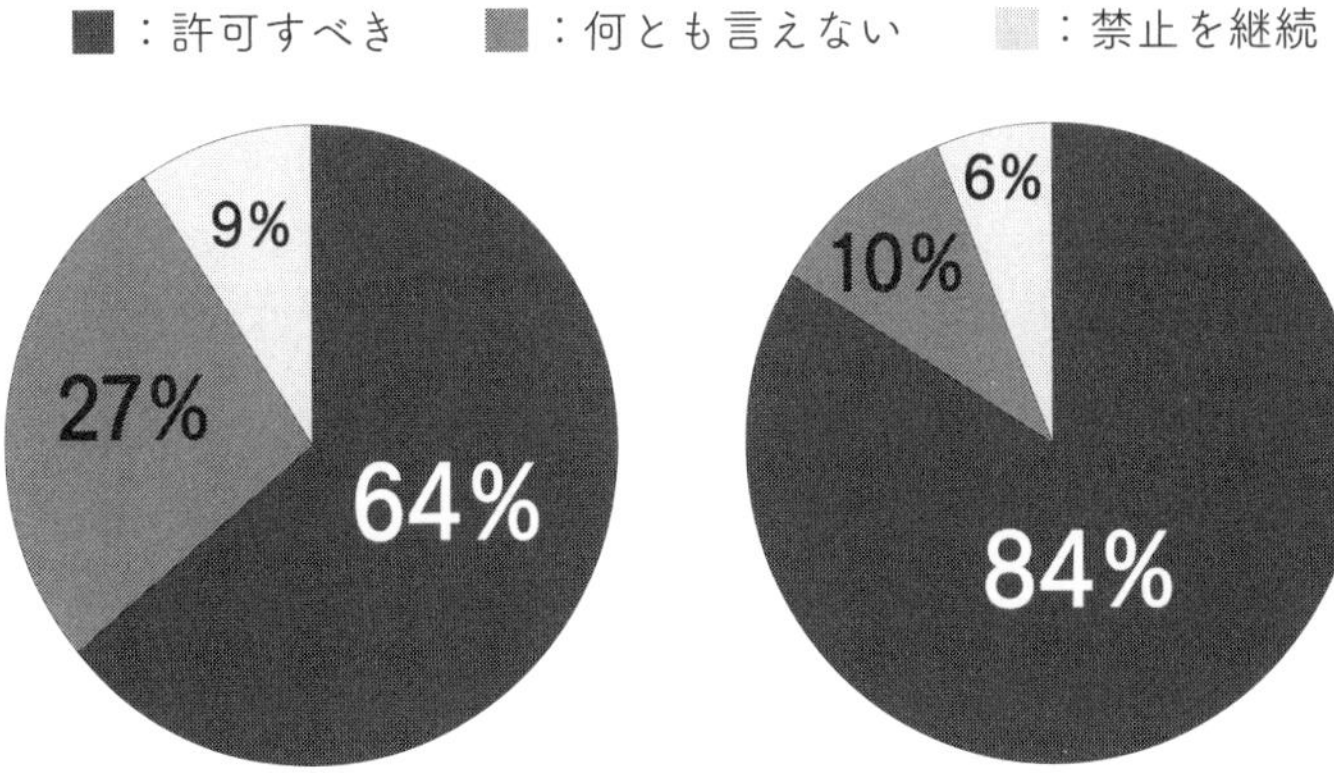

・**医療大麻の臨床研究について**（左：面識なし　右：面識あり）

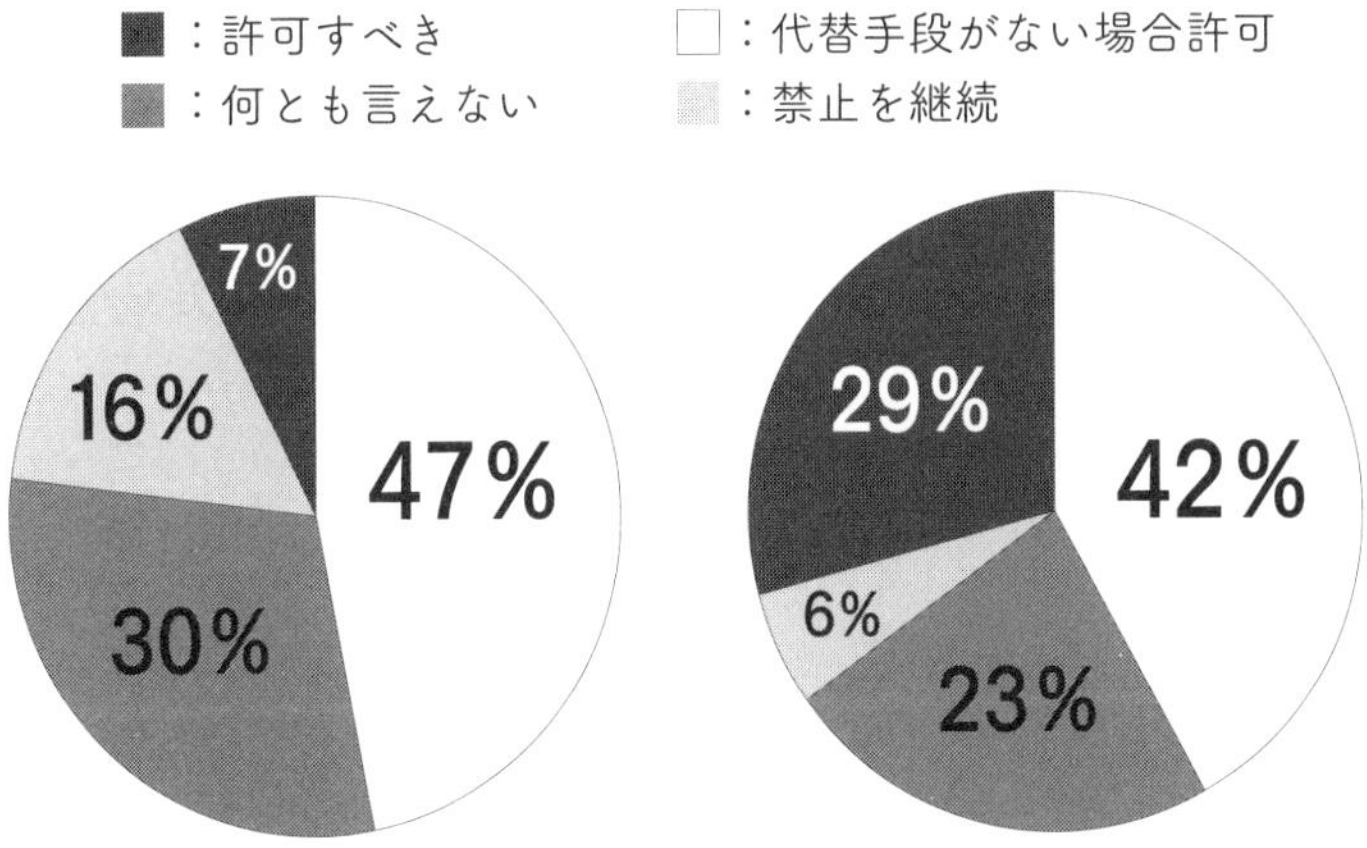

提供を行ったグループでは、より高い割合で賛同してくれました。

このことから、日本でもお医者さんの過半数は潜在的には医療大麻を認めてもいいと考えている可能性、そして適切な情報提供を行うことで大麻への理解が得られることが示されました。

日本のシャーロットちゃんの発見から治験への道

情報発信を続けるうちに、私達のもとへ患者さんから問い合わせが寄せられるようになりました。そしてその中にはＣＢＤが劇的に効いた子どもがいるのです。

Ａちゃんは生まれた日から、原因不明のけいれん発作に見舞われます。病院からの薬は効果がなく、多い日では50回近いけいれんが半年間続きました。何か手段はないかと模索した両親は、ＣＢＤに辿り着き、私に連絡がありました。当時の私は、日本でもＣＢＤが流通しているにもかかわらず、劇的に効いたという話を耳にしないのは何故かと考えていました。可能性の１つは投与量が不十分であるということです。

ＣＢＤオイルは高額です。海外での臨床試験と同じ量を飲ませようとすると、体重によっては月に10万円を超えてしまいます。またサプリメントの販売業者さんは、それほど大量に飲ませることを勧めません。

そこで、私は当時、やりとりのあったＣＢＤ企業に相談し、Ａちゃんに十分な製剤の供給をお願いしたのです。体重１ｋｇあたり18ｍｇという大量のＣＢＤを飲み始めたＡちゃんの発作は、服薬開始から2週間で劇的に減り、1カ月が過ぎる頃には完全に消失しました。

この内容を私は学術論文とし[258]、またてんかんを専門とするお医者さんの集まりである日本てんかん学会でも報告しました。[259]これにより日本でも小児てんかんを専門とするお医者さんの間では、ＣＢＤについての理解は急速に広まったように思います。

Ａちゃんの話を聞きつけたお医者さんに、聖マリアンナ医科大学の先生達がいました。当時の小児科教授の山本仁先生は、ちょうどローマの国際学会でＣＢＤの話を聞いたばかりで、これは日本の子供達にも役に立つとの信念から、臨床試験が出来るように尽力してくれています。

聖マリアンナの先生方の要望を受け２０１９年3月、公明党の秋野公造参議院議員が大麻製剤の臨床研究が出来るか国会質問を行ったことで、ＣＢＤの臨床試験を開始するための道が開かれました。[260] 話を具体的に進めるために、2020年の7月にはてんかん外科医の太組一朗先生を中心とした厚生労働省の特別研究班が設置され[261]、私もメンバーに加わり、報告書を執筆しました。現在、治験の開始に向けて調整しているところです。

CBDを原価で届ける「みどりのわ」の取り組み

治験の推進と並行して、私達はその他のてんかんの子供達にも、なるべく安価にCBDを届けられるような仕組みを作りたいと考えました。企業の協力により、難治てんかんの患者さんにはCBDを原価で提供出来る体制が整い、現在「みどりのわ」という名前のサポートプログラムを運営しています。[262]

問合せには全件、私が直接対応し、電話で問診を行います。また必要に応じて主治医の先生にお手紙を書き、CBDの服薬に関して同意を頂きます。そうやって安全性に配慮した上で、CBDを使用して頂き、有効性に関して追跡調査を行っています。

2020年末までに約30名の患者さんが実際にCBDを服薬しています。そのうち3名に2名には何らかの効果が確認されています。中には完全に発作が消失した子もいます。

神戸在住の宮部かれんちゃんはそのうちの1人です。ウエスト症候群と診断された彼女はこれまでに左右の脳の連絡を遮断する〝脳梁《のうりょう》離断術〟という手術を受けています。それでも発作が十分に治まらないため、今度は左側の脳を一部切除することを提案されていました。この手術を行うと何らかの後遺症が残ることは間違いないと言われた両親は、その前にCBDを試してみたいと我々に連絡をくれたのです。服薬開始から数週間で彼女の発作は完全に消失し手術は不要となりました。彼女の様子は私たちの YouTube 動画でも確認頂けます。[263]

私たちは「みどりのわ」を通じて、患者さん達に治療を提供するのに加え、日本にもCBDで救われる子供がたくさんいることを伝えていく事が重要だと考えています。というのはこれから始まる治験の対象となる病気は、ドラベ症候群やレノックス・ガストー症候群という難治てんかんの一部に限られる可能性が高いからです。

私たちのところに問い合わせが多いのはウエスト症候群の子供達ですし、その他にも大田原症候群やアイカルディ症候群といった珍しい診断が付いている子供達にもCBDは効果が認められます。[264] やがてCBDが保険診療の中で処方されるようになる日に、これらの子供達もその恩恵にあずかれるようにしたいのです。

有識者会議と史上最大のアンケート調査

２０２１年になり、日本の大麻政策に動きが現れています。２０２０年末には国連が医療大麻を認め、アメリカの大統領選の結果、２年以内に大麻で逮捕される人がいなくなると言われる最中、厚生労働省監視指導・麻薬対策課が大麻政策の見直しを行うための有識者会議を招集したのです。

これでようやく日本でも大麻の規制緩和が進むと思った私は報道をみて我が目を疑いました。なぜならなんと、この会議で厚労省は新たに大麻使用罪という罰則を設けて、規制を厳しくしようとしていると書かれていたからです。ここまで本書を読んできた皆さんには、これが如何に時代錯誤な政策か、改めて説明する必要はないでしょう。

この動きを阻止するため、様々な方々が反対の声を上げています。関西薬物依存症家族の会は会員に対する緊急アンケート調査を行い、薬物使用者を逮捕・収監することは薬物問題の解決には繋がらないことを、データと共に改めて訴えました。[265] 弁護士の亀石倫子先生を中心としたチームは、「Change.org」上で署名を集める活動を行なっています。[266]

また有識者会議のメンバーの１人である国立精神・神経医療研究センターの松本俊彦先

生と私は共同で、日本の大麻使用者を対象とした実態調査を行いました。[267]
大麻の規制をどうするべきかというのは健康問題であり、議論を始める上で最も大切なのは、どれくらいの健康被害を引き起こしているかという事ですが、日本では残念ながら違法な大麻の使用者を対象とした大規模な調査がこれまで行われた事がありませんでした。

そこで依存症研究の第一人者である松本先生のノウハウと、私が啓発活動で培ったネットワークを生かして、匿名のオンライン調査フォームを立ち上げ、日本中の大麻使用者に回答を依頼したのです。

皆さんの協力のおかげで、わずか2週間で4000人以上の方から回答を頂きました。

この調査の結果、日本国内で大麻が引き起こしている健康への悪影響は決して大きなものではないことが改めて示されました。

大麻依存の可能性があるユーザーは、全体のうち8・3%という数字が得られ、これはアメリカでの調査結果とほぼ一致していました。大麻の使用に伴う急性の不快な体験（バッド・トリップ）は使用者の4割が経験したことがありましたが、医療の助けを必要とするものは0・1%程度でした。

また大麻をきっかけに精神病症状を発症したと答えた割合は1・2%で、統合失調症のような幻覚を生じる病気の罹患率より低い数字でした（統合失調症の発症時期と大麻の使用開始年齢は近いので、大麻を吸わなくても統合失調症が発症していた可能性が考えられます）。

また大麻の使用によって引き起こされるとされる意欲や活力の低下（無動機症候群）は今回の調査では認められませんでした。実際に大麻経験者のうち、94・7％が就労していると回答しました。また「一番最初に使用した薬物は何か？」という質問では、お酒とタバコが圧倒的多数を占めました。これらを差し置いて、大麻だけをゲートウェイ・ドラッグとして扱うのは無理があるでしょう。

我々はこの結果が、願わくば公正かつ科学的議論の土台になることを期待し、学術論文として発表する準備を進めています。

大麻使用罪が成立するか、それともこれを機に規制緩和を導入する事が出来るか。2021年が日本の未来を占う重要な1年になるでしょう。

大麻取締法を改正するなら？

このようにして、大麻取締法改正への道筋は見えてきましたが、現時点ではどこをどのように改正するかに関しては、明確なアイデアは示されていません。大きくいうなら、2つの可能性があると思います。

1つ目の可能性は4条を撤廃し、医薬品としての大麻のみ使用を認めるという方向性です。つまり、現在の医療用麻薬や覚せい剤と同じように大麻を扱うということになります。実際に一足先に医療用大麻を合法化した韓国がこの仕組みを採用しています。この場合、てんかんの患者さん達にとっては福音となりますが、ここまで本書が見てきたような様々な疾患のほとんどは医療大麻の恩恵にあずかることができない可能性が高いでしょう。

もう1つのやり方が、1条の大麻の定義を変更し、THC：0・3〜1％未満の大麻草は「ヘンプ」として、大麻の規制から除外するというやり方です。現在、アメリカ合衆国やEU諸国はこのルールを採用しています。もしこのルールが採用されると、現在日本国内で流通させることができない花穂由来のCBD製品も活用できるようになりますし、茎種の制限という縛りが外れることで、大手企業も参入がしやすくなります。

WHOは実際に0・2％未満の大麻を規制物質から除外することを勧告していますし[268]、乱用などの恐れもないでしょう。産業的な側面を考慮すると、こちらの方が可能性が高いように思われます。

仮にTHC1%未満の大麻が合法化されれば、病気に悩む人にも大きな福音となります。イタリアではTHC0・6%未満の〝カンナビス・ライト〟と呼ばれる一連のCBD製品が合法化された事で、睡眠薬や抗不安薬などの精神科の薬の流通量が大幅に低下した事が報告されています。日本でも同じ事が起き得るでしょう。[269]

変わる医療制度と医療大麻の必要性

もし皆さんのかかりつけのお医者さんに、「医療大麻ってどう思いますか？」とたずねたら、「日本には国民皆保険があるから必要ない」と仰るかも知れません。たしかに、日本の医療制度は優れています。誰でもすぐに診てもらえるし、高額療養費制度のおかげで大きな手術をしても自己負担は10万円前後で済みます。

けれども日本の医療費は年間に42兆円を超え、存続が危ぶまれています。ここ数年でたとえば、月に20袋までもらえた湿布が10袋に減りました。次は75歳以上の窓口負担が1割から2割へと増額されるそうです。[270]

そして驚いたのが、市販類似薬の保険対象外のニュースです。ドラッグストアで買える薬、つまり風邪薬や痛み止め、湿布、漢方薬や花粉症の薬を、今後は保険から外そうという話になっています。[271] 今後、皆保険がカバーしてくれる範囲が狭くなっていく事は間違いないでしょう。

そうすると何が起きるかというと、「払うばかりの皆保険は要らない！　皆保険をぶっこわす！」という政治家が出てくるわけです（実際に菅総理は皆保険の見直しを示唆する発言を行なっています）。[272]

仮に国民皆保険が民営化されると何が起きるかというと、お金があって民間保険に加入している人は病院にかかれるけれども、そうでない人は家で我慢することになります。

そういう時代に万病に効く薬草を、自分にあった品種を、庭やプランターで自分で育てて、それで自分の健康を管理するくらいの権利はあってもいいと私は思うのです。そして、もしも医療大麻のおかげで、ピカピカの病院で高額な治療を受けている人よりも、長く、健やかに、かつ楽しく暮らしていけるなら、それは素敵なことではないでしょうか。

なので私は最終的には、日本でも自家栽培が認められる制度が導入されるべきだと考えています。さらに大麻を農作物として育てて、医薬品として海外に出荷できるようになれば、田舎で農業をしながら、子ども3人を大学まで通わせられると思うのです。もしそうなれば、今、都会で働いている方々も地元に帰ってきて子育てする気になるでしょう。そうしたら、高齢者は週末毎に孫の顔が見られるようになります。

身の上に何かあったときも、家族が近くに住んでいたら安心です。日本の田舎をもう一度盛り上げる為に、これ以上のやり方を私は思いつきません。

最後に。まずは大麻の話をしよう

ですから、私は大麻取締法を変えたいのです。最初にやらなければいけないのは、大麻の話をするだけで逮捕されるのではないかという心配を取り払うことです。本書をきっかけに、大麻に関する本当の話を伝えて頂けたらと思います。1人が1人に伝え、それぞれの半径3メートルの世界が変われば、世の中の常識などはあっという間に変わるでしょう。人々の意識が変われば、政治家の人も動きやすい、芸能人も発言しやすい、そうやって変化は加速していきます。皆さんの力を貸してください。

あとがき

最後までお付き合い頂きありがとうございました。
長い話になりましたが、これは物語の一部に過ぎません。医療大麻のサイエンスは日進月歩で、今日もまた新しい論文が発表されています。そしてこの国の大麻草を巡る社会情勢も日々変化しています。2021年の4月20日（大麻の日）には、ツイッター上で「#大麻吸ってみたい」というハッシュタグがトレンド1位を獲得しました。1人ひとりが自発的に参加した社会運動が勝ち取った一歩です。どの方向に目を向けても明るい話題が乏しいこの国で、大麻の問題だけは紆余曲折を経つつも、確実に良い方向へ向かっているという実感が私にはあります。

我々は、Green Zone Japan のウェブサイト（https://www.greenzonejapan.com/）やYouTube チャンネル（https://www.youtube.com/c/greenzonejapan/）、Project CBD Japan のウェブサイト（https://www.projectcbd.org/ja）で最新情報を更新しています。

ぜひ皆さんにも、この時代のうねりをリアルタイムで楽しんで頂ければと思います。皆さんや皆さんの周りには、イリーガルな生き方を選ばざるを得なかった人が存在するのではないかと思います。

大麻の愛好家はこの社会の片隅で、コンビニのコーヒーを買って出勤し、不満を言いながら残業し、恋人の誕生日プレゼントに頭を悩ませ、たまの連休には旅行の計画を立てています。唯一の違いは、一日の終わりに冷蔵庫から缶ビールを取り出して喉を潤すか、ジョイントを巻いて一服するかだけなのです。

そんな彼らのささやかな権利が守られ、これまでに失われた名誉と尊厳が回復される日が、この国にやってくることを私は願っています。

本書の執筆にあたって、佐久間裕美子さんの『真面目にマリファナの話をしよう』(文藝春秋)の一部を参考にさせて頂きました。また医師としての立場からアドバイスを頂きました村上楽さん、出版の機会をくださった彩図社の草下シンヤさん、日々意欲と情報をシェアしてくれるツイッター上の皆さん、全国各地で講演の機会を与えてくださった方々、日々の暮らしを支えてくれる熊本の仲間たち、そして最後になりましたが、Green Zone

Japan の三木直子さんに心からの感謝を述べたいと思います。
私も貴方も、微力ではありますが無力ではありません。
貴方がこの物語を、一歩前へ進めてくれることを願っています。

2021年4月26日　熊本にて　正高佑志

【参考文献】

[1] https://pubmed.ncbi.nlm.nih.gov/17382831/
[2] https://pubmed.ncbi.nlm.nih.gov/21036393/
[3] https://en.wikipedia.org/wiki/Legality_of_cannabis
[4] https://www.researchgate.net/publication/337486391_porutogaruniokeruyaowuzhengce
[5] https://www.ncbi.nlm.nih.gov/pmc/articles/PMC3069146/#!po=43.1818
[6] https://www.tandfonline.com/doi/full/10.1080/03036758.2020.1750435
[7] https://www.sciencedirect.com/science/article/abs/pii/S095539591830272X
[8] https://www.drugabuse.gov/publications/research-reports/marijuana/marijuana-gateway-drug
[9] https://www.tandfonline.com/doi/full/10.1080/03036758.2020.1750435
[10] https://www.tandfonline.com/doi/full/10.1080/03036758.2020.1750435
[11] https://www.theguardian.com/commentisfree/2009/oct/29/cannabis-david-nutt-drug-classification
[12] https://www.ncnp.go.jp/nimh/yakubutsu/report/pdf/R1_S-2.pdf
[13] https://jamanetwork.com/journals/jama/fullarticle/1104848
[14] https://www.ucsf.edu/news/2012/01/98519/marijuana-shown-be-less-damaging-lungs-tobacco
[15] https://www.ncbi.nlm.nih.gov/pubmed/21348589?dopt=Abstract&holding=npg
[16] https://www.ncbi.nlm.nih.gov/pubmed/17296876?dopt=Abstract&holding=npg
[17] https://link.springer.com/article/10.1007/s12016-017-8644-1
[18] https://www.ncbi.nlm.nih.gov/pubmed/9517614
[19] https://www.scientificamerican.com/article/large-study-finds-no-link/
[20] https://www.tandfonline.com/doi/full/10.1080/03036758.2020.1750435
[21] https://www.tandfonline.com/doi/full/10.1080/03036758.2020.1750435
[22] https://www.mhlw.go.jp/topics/tobacco/houkoku/061122b.html
[23] https://www.mhlw.go.jp/bunya/kenkou/eiyou/dl/h24-houkoku-06.pdf
[24] https://www.ncbi.nlm.nih.gov/pmc/articles/PMC3069146/
[25] https://www.greenzonejapan.com/2018/11/24/police_2/
[26] https://www.liebertpub.com/doi/10.1089/can.2017.0052
[27] https://www.ncbi.nlm.nih.gov/pubmed/4143590
[28] https://www.ncbi.nlm.nih.gov/pubmed/576460
[29] https://www.nature.com/articles/tp2015201#author-information
[30] https://onlinelibrary.wiley.com/doi/full/10.1111/add.14252
[31] https://www.ncbi.nlm.nih.gov/pubmed/22625422
[32] https://pubmed.ncbi.nlm.nih.gov/30300079/
[33] https://www.sciencedaily.com/releases/2018/07/180717094747.htm
[34] https://www.ncbi.nlm.nih.gov/pubmed/30343297
[35] https://www.ncbi.nlm.nih.gov/pmc/articles/PMC5113923/
[36] https://pubmed.ncbi.nlm.nih.gov/28640679/
[37] https://www.sciencedirect.com/science/article/pii/S0167268118300386
[38] https://www.sciencedaily.com/releases/2018/07/180724110031.htm
[39] https://www.greenzonejapan.com/2020/05/02/comments/
[40] https://www.huffpost.com/entry/jose-mujica-nobel-peace-p_n_4731589
[41] https://canex.co.uk/how-effective-are-cannabis-pardons-across-north-america/
[42] https://hightimes.com/news/colorado-cannabis-tax-revenues-top-1-billion/
[43] https://www.businessinsider.jp/post-1089
[44] https://www.bloomberg.co.jp/news/articles/2019-05-20/PRSGV56KLVRB01
[45] https://www.prnewswire.com/news-releases/california-cannabis-distributor-nabis-raises-over-5-25-million-300834864.html

[46] http://mcsocal.com/docs/chronic_conditions_treated_with_cannabis.pdf
[47] https://medicalmarijuana.procon.org/legal-medical-marijuana-states-and-dc/
[48] https://www.researchgate.net/figure/Location-and-distribution-of-CB1-and-CB2-receptors-in-human-body-Widely-distributed_fig1_330121323
[49] https://www.ncbi.nlm.nih.gov/pmc/articles/PMC6340993/
[50] http://www.jbsoc.or.jp/seika/wp-content/uploads/2013/05/83-08-03.pdf
[51] https://www.ncbi.nlm.nih.gov/pmc/articles/PMC5576607/
[52] https://www.liebertpub.com/doi/full/10.1089/can.2016.0037
[53] https://www.ncbi.nlm.nih.gov/pmc/articles/PMC5576607/
[54] https://pubmed.ncbi.nlm.nih.gov/21718968/
[55] https://pubmed.ncbi.nlm.nih.gov/24035186/
[56] https://www.ncbi.nlm.nih.gov/pmc/articles/PMC5618565/
[57] https://pubmed.ncbi.nlm.nih.gov/18781984/
[58] https://www.ncbi.nlm.nih.gov/pmc/articles/PMC5042796/
[59] https://www.ncbi.nlm.nih.gov/pmc/articles/PMC4034083/
[60] https://www.ncbi.nlm.nih.gov/pmc/articles/PMC5436335/
[61] https://pubmed.ncbi.nlm.nih.gov/7413719/
[62] https://www.greenzonejapan.com/2017/11/29/weed-2-全米に衝撃を与えたドキュメンタリー/
[63] https://pubmed.ncbi.nlm.nih.gov/26264914/
[64] https://pubmed.ncbi.nlm.nih.gov/17245363/
[65] https://www.frontiersin.org/articles/10.3389/fphar.2018.00482/full
[66] https://www.researchgate.net/publication/227740357_Molecular_targets_for_cannabidiol_and_its_synthetic_analogues_Effect_on_vanilloid_VR1_receptors_and_on_the_cellular_uptake_and_enzymatic_hydrolysis_of_anandamide
[67] https://www.leafly.com/news/health/how-to-stimulate-the-endocannabinoid-system-without-cannabis
[68] https://news.gallup.com/poll/263147/americans-say-cbd-products.aspx
[69] https://www.liebertpub.com/doi/full/10.1089/jpm.2018.0534
[70] https://pubmed.ncbi.nlm.nih.gov/30343297/
[71] https://www.cancer.gov/about-cancer/treatment/cam/hp/cannabis-pdq
[72] https://phoenixtears.ca
[73] https://weedthepeople.mystrikingly.com
[74] https://www.nps.org.au/radar/articles/pregabalin-lyrica-for-neuropathic-pain
[75] https://www.ncbi.nlm.nih.gov/pmc/articles/PMC4968043/
[76] https://www.ncbi.nlm.nih.gov/pmc/articles/PMC3066045/#!po=46.8750
[77] https://www.ncbi.nlm.nih.gov/pmc/articles/PMC2950205/
[78] https://www.ncbi.nlm.nih.gov/pmc/articles/PMC3566631/
[79] https://www.ncbi.nlm.nih.gov/pmc/articles/PMC5152762/
[80] https://accp1.onlinelibrary.wiley.com/doi/abs/10.1002/j.1552-4604.1975.tb02348.x
[81] https://www.hhs.gov/opioids/about-the-epidemic/index.html
[82] https://abcnews.go.com/amp/Business/year-oxycontin-launched-purdue-pharma-execs-applied-patent/story?id=63320323&id=63320323&__twitter_impression=true
[83] https://t.co/Ub3yEFQBQ9
[84] https://www.ncbi.nlm.nih.gov/pubmed/28861516
[85] https://www.ncbi.nlm.nih.gov/pubmed/27001005
[86] https://www.ncbi.nlm.nih.gov/pubmed/26051162
[87] https://www.ncbi.nlm.nih.gov/pubmed/16375890
[88] https://www.ncbi.nlm.nih.gov/pubmed/22048225
[89] https://www.ncbi.nlm.nih.gov/pubmed/18723035
[90] https://www.ncbi.nlm.nih.gov/pubmed/17603035
[91] https://answers.ten-navi.com/pharmanews/18078/

[92] https://www.nature.com/articles/1301246
[93] https://www.ncbi.nlm.nih.gov/pmc/articles/PMC5576607/
[94] https://www.jpain.org/article/S1526-5900(19)30848-X/fulltext
[95] https://www.sciencedirect.com/science/article/abs/pii/S2095496420300741?via%3Dihub
[96] https://hemp.im/israeli-study-cannabis-alleviate-migraines/
[97] https://www.ncbi.nlm.nih.gov/pmc/articles/PMC7348860/#!po=32.3529
[98] https://www.ncbi.nlm.nih.gov/pmc/articles/PMC5576607/#!po=38.3721
[99] https://www.ncbi.nlm.nih.gov/pmc/articles/PMC3080871/#!po=19.4444
[100] http://nationalpainreport.com/marijuana-rated-most-effective-for-treating-fibromyalgia-8823638.html
[101] https://www.ncbi.nlm.nih.gov/pubmed/29461346
[102] https://www.clinexprheumatol.org/article.asp?a=12265
[103] https://www.clinexprheumatol.org/article.asp?a=12265
[104] https://www.mhlw.go.jp/toukei/saikin/hw/kanja/17/dl/kanja.pdf
[105] https://www.npa.go.jp/publications/statistics/safetylife/jisatsu.html
[106] https://www.ncbi.nlm.nih.gov/pmc/articles/PMC3972248/#!po=67.8571
[107] https://www.jstage.jst.go.jp/article/faruawpsj/52/9/52_850/_article/-char/ja/
[108] https://www.liebertpub.com/doi/pdf/10.1089/jpm.2018.0658
[109] https://pubmed.ncbi.nlm.nih.gov/32607086/
[110] https://bmjopen.bmj.com/content/8/7/e022101
[111] https://bpspubs.onlinelibrary.wiley.com/doi/full/10.1111/j.1476-5381.2010.00790.x
[112] http://files7.webydo.com/92/9209805/UploadedFiles/5E9EC245-448E-17B2-C7CA-21C6BDC6852D.pdf
[113] https://www.ncbi.nlm.nih.gov/pmc/articles/PMC3929256/#!po=45.0000
[114] https://www.ncbi.nlm.nih.gov/pmc/articles/PMC3550518/
[115] https://www.ncbi.nlm.nih.gov/pubmed/21145178
[116] https://tarzanweb.jp/post-176658
[117] https://www.ncbi.nlm.nih.gov/pmc/articles/PMC6390812/#!po=25.0000
[118] https://www.mhlw.go.jp/topics/tobacco/houkoku/061122b.html
[119] https://www.mhlw.go.jp/bunya/kenkou/eiyou/dl/h24-houkoku-06.pdf
[120] http://www.chugaiigaku.jp/upfile/browse/browse2934.pdf
[121] https://www.tandfonline.com/doi/abs/10.1300/J175v04n01_04
[122] https://harmreductionjournal.biomedcentral.com/articles/10.1186/1477-7517-6-35
[123] https://www.ncbi.nlm.nih.gov/pubmed/10681113
[124] https://www.ncbi.nlm.nih.gov/pmc/articles/PMC5500311/#!po=45.8333
[125] https://www.ptsd.va.gov/understand/common/common_adults.asp
[126] https://www.ptsd.va.gov/understand/common/common_veterans.asp
[127] https://www.ptsd.va.gov/understand/common/common_veterans.asp
[128] https://pubmed.ncbi.nlm.nih.gov/17164942/
[129] https://edition.cnn.com/2013/09/21/us/22-veteran-suicides-a-day/index.html
[130] https://www.ncbi.nlm.nih.gov/pmc/articles/PMC3870889/
[131] https://www.ncbi.nlm.nih.gov/pubmed/21480682
[132] https://www.ncbi.nlm.nih.gov/pmc/articles/PMC6258013/
[133] https://m.youtube.com/watch?v=Idujb84MwPE
[134] https://www.ncbi.nlm.nih.gov/pmc/articles/PMC4881389/
[135] https://www.apnews.com/a70c3afbd48042e399f0578ec61896c6
[136] https://www.courierpress.com/story/opinion/2019/09/04/letter-we-not-criminals/2217025001/
[137] https://www.ncbi.nlm.nih.gov/pmc/articles/PMC3929256/
[138] https://www.tandfonline.com/doi/full/10.1080/02791072.2013.873843?scroll=top&needAccess=true

[139] https://www.ncbi.nlm.nih.gov/pmc/articles/PMC6258013/)
[140] https://www.sciencedirect.com/science/article/abs/pii/S0006322311005075
[141] https://www.jpsmjournal.com/article/S0885-3924(05)00063-1/pdf
[142] https://onlinelibrary.wiley.com/doi/abs/10.1002/eat.22173
[143] https://cdn.doctorsonly.co.il/2018/05/08_The-Impact-of.pdf
[144] https://pubmed.ncbi.nlm.nih.gov/27227537/
[145] https://pubmed.ncbi.nlm.nih.gov/28576350/
[146] https://www.qbtech.com/adhd-tests
[147] https://www.forbes.com/sites/abbierosner/2019/02/19/the-nursing-home-with-a-medical-cannabis-program-the-feds-can-live-with/#2f33c0e32d40
[148] https://www.leafly.com/news/health/is-cannabis-allowed-in-nursing-homes
[149] https://www.alzheimersresearchuk.org/cannabis-based-medicine-to-be-tested-in-alzheimers/
[150] https://www.salk.edu/news-release/cannabinoids-remove-plaque-forming-alzheimers-proteins-from-brain-cells/
[151] https://academic.oup.com/aje/article/174/8/929/155851
[152] https://www.ncbi.nlm.nih.gov/pubmed/16893701?dopt=Abstract
[153] https://academic.oup.com/ije/advance-article/doi/10.1093/ije/dyz044/5382155
[154] https://www.ncbi.nlm.nih.gov/pubmed/25557382
[155] https://www.ncbi.nlm.nih.gov/pubmed/11415485?dopt=Abstract
[156] https://www.ncbi.nlm.nih.gov/pubmed/16893701?dopt=Abstract
[157] https://www.ncbi.nlm.nih.gov/pubmed/28641129
[158] https://www.jstage.jst.go.jp/article/tonyobyo/54/7/54_7_480/_pdf
[159] https://care.diabetesjournals.org/content/39/10/1777.long
[160] https://www.jstage.jst.go.jp/article/naika/105/9/105_1746/_pdf
[161] https://pubmed.ncbi.nlm.nih.gov/32553024/
[162] https://www.ripublication.com/ijbb17/ijbbv13n1_01.pdf
[163] https://www.amjmed.com/article/S0002-9343(13)00200-3/abstract?cc=y=
[164] https://onlinelibrary.wiley.com/doi/full/10.1002/oby.20973
[165] https://www.ncbi.nlm.nih.gov/pubmed/16400026
[166] https://www.sciencedirect.com/science/article/pii/S000294401062086X
[167] https://www.diabetes.co.uk/news/2015/apr/cbd-compound-in-cannabis-could-treat-diabetes,-researchers-suggest-95335970.html
[168] https://www.diabetes.co.uk/news/2015/apr/inhaled-cannabis-reduces-pain-in-diabetic-peripheral-neuropathy-patients,-study-suggests-95680845.html
[169] https://www.ncbi.nlm.nih.gov/pubmed/25843054
[170] https://www.ncbi.nlm.nih.gov/pmc/articles/PMC2241751/#!po=26.3587
[171] https://www.ncbi.nlm.nih.gov/pmc/articles/PMC2228270/
[172] https://www.ncbi.nlm.nih.gov/pubmed/12412838
[173] https://www.debate.org/opinions/can-marijuana-lower-blood-pressure
[174] https://www.ncbi.nlm.nih.gov/pmc/articles/PMC5237375/
[175] https://www.ahajournals.org/doi/10.1161/01.CIR.103.23.2805
[176] https://www.ncbi.nlm.nih.gov/pubmed/16893701
[177] https://www.ncbi.nlm.nih.gov/pubmed/29879084
[178] http://www.igaku-shoin.co.jp/nwsppr/n2001dir/n2456dir/n2456_03.htm)
[179] http://www.onlinepot.org/the-ebers-papyrus-the-oldest-written-prescriptions-for-medical-marihuana-era-1550-bc/
[180] https://www.ncbi.nlm.nih.gov/pubmed/1099949
[181] https://creakyjoints.org/eular-2019/medical-marijuana-cbd-usage-arthritis-patients-study/
[182] https://academic.oup.com/rheumatology/article/45/1/50/1788693
[183] https://pubmed.ncbi.nlm.nih.gov/7053160/

［184］ https://pubmed.ncbi.nlm.nih.gov/6271841/
［185］ https://pubmed.ncbi.nlm.nih.gov/11168547/
［186］ https://pubmed.ncbi.nlm.nih.gov/16988594/
［187］ https://www.ncbi.nlm.nih.gov/pmc/articles/PMC7090019/
［188］ https://www.youtube.com/watch?v=4n72GiHl8RI
［189］ https://pubmed.ncbi.nlm.nih.gov/15204022/
［190］ https://pubmed.ncbi.nlm.nih.gov/24703394/
［191］ https://aphria.ca/wp-content/uploads/2017/06/Survey-of-Cannabis-Use-in-Patients-with-ALS.pdf
［192］ https://pubmed.ncbi.nlm.nih.gov/15055508/
［193］ https://agsjournals.onlinelibrary.wiley.com/doi/full/10.1111/jgs.16833
［194］ https://pubmed.ncbi.nlm.nih.gov/32842935/
［195］ https://pubmed.ncbi.nlm.nih.gov/32684396/
［196］ https://news.gallup.com/poll/263147/americans-say-cbd-products.aspx
［197］ Donald I. Abrams の 2019 年来日講演資料
［198］ https://www.greenzonejapan.com/2020/08/13/survey_practitioner/
［199］ https://www.nejm.org/doi/full/10.1056/nejmoa1611618
［200］ https://www.nejm.org/doi/full/10.1056/nejmoa1714631
［201］ https://www.ncbi.nlm.nih.gov/pmc/articles/PMC5368357/
［202］ https://www.mdpi.com/2077-0383/8/11/1886/htm
［203］ http://www.eurekaselect.com/177080/article
［204］ https://www.ncbi.nlm.nih.gov/pmc/articles/PMC7480724/
［205］ https://www.ncbi.nlm.nih.gov/pubmed/10501554
［206］ https://www.ncbi.nlm.nih.gov/pubmed/15354183
［207］ http://onlinelibrary.wiley.com/doi/10.1038/sj.bjp.0704327/abstract
［208］ http://www.nature.com/tp/journal/v2/n3/full/tp201215a.html?foxtrotcallback=true
［209］ https://www.ncbi.nlm.nih.gov/pmc/articles/PMC5436333/
［210］ https://www.projectcbd.org/ja/medicine/cbd-parkinsons-disease
［211］ https://www.cdc.gov/mmwr/pdf/ss/ss6302.pdf
［212］ https://www.nature.com/articles/s41598-018-37570-y
［213］ https://pubmed.ncbi.nlm.nih.gov/30061636/
［214］ https://www.greenzonejapan.com/2019/03/18/cbd_lungcancer/
［215］ https://ar.iiarjournals.org/content/39/10/5797
［216］ https://clinicaltrials.gov/ct2/show/NCT03310593?term=cannabidiol&cond=Depression&rank=1
［217］ https://www.drperlmutter.com/wp-content/uploads/2018/12/CBD-BDNF.pdf
［218］ https://www.ncbi.nlm.nih.gov/pubmed/31039391
［219］ https://www.ncbi.nlm.nih.gov/pubmed/7028792
［220］ https://www.ncbi.nlm.nih.gov/pmc/articles/PMC5101100/#__ffn_sectitle
［221］ https://www.ncbi.nlm.nih.gov/pubmed/24845114
［222］ https://pubmed.ncbi.nlm.nih.gov/15118485/
［223］ https://pubmed.ncbi.nlm.nih.gov/23685330/
［224］ https://pubmed.ncbi.nlm.nih.gov/31803950/
［225］ https://pubmed.ncbi.nlm.nih.gov/31109198/
［226］ https://www.sciencedirect.com/science/article/abs/pii/S0891584913015670
［227］ http://www.clinicaterapeutica.it/2019/170/2/05_PALMIERI-VADALA.pdf
［228］ https://www.hemptouch.co.jp/products/detail/175）
［229］ https://pubmed.ncbi.nlm.nih.gov/29786144/
［230］ https://pubmed.ncbi.nlm.nih.gov/29786144/
［231］ https://www.ncbi.nlm.nih.gov/pmc/articles/PMC7540661/
［232］ https://www.jneurosci.org/content/28/24/6231
［233］ https://www.ncbi.nlm.nih.gov/pmc/articles/PMC5928495/

［234］ https://www.projectcbd.org/sites/projectcbd/files/downloads/cbdpatientsurvey_september2015_carebydesign-6.pdf
［235］ https://www.ncbi.nlm.nih.gov/pmc/articles/PMC4458548/
［236］ https://www.ncbi.nlm.nih.gov/pubmed/25655949
［237］ https://www.greenzonejapan.com/2020/04/08/covid-19/
［238］ https://www.greenzonejapan.com/2020/05/15/covid-19-2/
［239］ https://www.biorxiv.org/content/10.1101/2021.03.10.432967v1.full
［240］ https://www.karger.com/Article/FullText/489287#ref51
［241］ https://www.greenzonejapan.com/2021/01/11/cbdmax/
［242］ https://www.nature.com/articles/s41598-018-37570-y
［243］ https://bmcfampract.biomedcentral.com/articles/10.1186/s12875-019-1059-8
［244］ https://www.scirp.org/journal/paperinformation.aspx?paperid=53912
［245］ カンナビジオールと医薬品の薬物相互作用（永尾美智瑠、中野裕佳子、杉山恵理花、田島正教、佐藤均　2019年10月19日　臨床カンナビノイド学会学術大会にて）
［246］ https://bmcfampract.biomedcentral.com/articles/10.1186/s12875-019-1059-8
［247］ https://www.kagome.co.jp/statement/health/tomato-univ/medical/
［248］ https://www.j-platpat.inpit.go.jp/s0100
［249］ https://www.cochranelibrary.com/cdsr/doi/10.1002/14651858.CD012182.pub2/full
［250］ https://mjbizdaily.com/german-medical-cannabis-applications-for-insurance-reach-100000/
［251］ https://www.ted.com/talks/david_casarett_a_doctor_s_case_for_medical_marijuana?language=ja
［252］ https://rekihaku.repo.nii.ac.jp/?action=repository_action_common_download&item_id=315&item_no=1&attribute_id=22&file_no=1
［253］ https://rekihaku.repo.nii.ac.jp/?action=repository_action_common_download&item_id=315&item_no=1&attribute_id=22&file_no=1
［254］ https://pubmed.ncbi.nlm.nih.gov/33072412/
［255］ https://www.greenzonejapan.com/2020/04/04/cbd_rule/
［256］ https://www.npa.go.jp/bureau/sosikihanzai/yakubutujyuki/illegal_cannabis/index.html
［257］ https://www.neurology-jp.org/Journal/public_pdf/059070405.pdf
［258］ https://pubmed.ncbi.nlm.nih.gov/32695984/
［259］ 小児難治てんかんに対するかんなビジオール製剤国内治験の推進　第53回日本てんかん学会学術集会（https://www.c-linkage.co.jp/jes53/program.html）
［260］ https://www.greenzonejapan.com/2019/11/07/akino/
［261］ https://www.marianna-u.ac.jp/wp-content/uploads/2018/02/bf6c792c015e9b813de83fa20021d959.pdf
［262］ https://www.greenzonejapan.com/midori/
［263］ https://www.youtube.com/watch?v=_vMq44rUhzc
［264］ https://pubmed.ncbi.nlm.nih.gov/32695984/
［265］ https://6129c86b-a0b5-43fc-9cc5-6dee0abdc8ff.usrfiles.com/ugd/6129c8_5bf784d3e6a748139b2da4fb8e9f1f5f.pdf
［266］ https://www.change.org/p/厚生労働大臣-田村憲久-大麻使用罪-の創設に反対します-厳罰化からハームリダクションへ-薬物政策の転換を
［267］ https://www.greenzonejapan.com/2021/01/21/survey/
［268］ https://www.who.int/medicines/access/controlled-substances/CannabidiolCriticalReview.pdf
［269］ https://www.greenzonejapan.com/2021/01/06/italy/
［270］ https://www.nikkei.com/article/DGXZQODF04E720U1A200C2000000/
［271］ https://www.sankei.com/life/news/191201/lif1912010004-n1.html
［272］ https://www.jiji.com/jc/article?k=2021011401029&g=pol

著者略歴
正高佑志（まさたか・ゆうじ）
1985年京都府生まれ。熊本大学医学部医学科卒。医師。日本臨床カンナビノイド学会理事。2017年に医療大麻に関するエビデンスに基づいた情報発信を行う一般社団法人 Green Zone Japan を立ち上げ、代表理事として研究・啓発活動に従事している。

お医者さんがする大麻とCBDの話

2021年6月22日第一刷
2023年3月30日第四刷

著　者　　正高佑志

発行人　　山田有司

発行所　　株式会社　彩図社
東京都豊島区南大塚 3-24-4
MTビル　〒170-0005
TEL：03-5985-8213　FAX：03-5985-8224

印刷所　　シナノ印刷株式会社

URL：https://www.saiz.co.jp
https://twitter.com/saiz_sha

 ISBN978-4-8013-0529-8 C0095